PREGUNTAS Y RESPUESTAS SOBRE
LA VACUNACIÓN DEL PACIENTE INMUNOCOMPROMETIDO EN UNA CONSULTA DE ENFERMERÍA

Coordinadores:
Juan Rodríguez García
Ronald Rodríguez Cogollo

Director editorial: Javier Ábrego Bonafonte

Razón social: C/ Rosa Chacel N.º 8 escalera 1º oficina 4º C. 50018 Zaragoza – España

Primera edición: Noviembre 2025

ISBN: 978-84-19792-33-4

Depósito Legal: Z 1652-2025

Cómo citar este libro: Preguntas y respuestas sobre la vacunación del paciente inmunocomprometido en una consulta de enfermería. 1º edición, 2025. Juan Rodríguez García. Ronald Rodríguez Cogollo. ISBN: 978-84-19792-33-4. Editorial Amazing Books, Zaragoza.

Nota para el lector:

El contenido de esta obra representa las ideas, interpretaciones, conclusiones y hallazgos de sus autores. Cualquier producto o vacuna citados deben emplearse siguiendo las indicaciones establecidas por su fabricante en FT. Los textos incluidos en este libro fueron redactados y revisados a lo largo del año 2025. Dado que el campo de la ciencia médica y la vacunología se encuentra en constante desarrollo, algunos apartados han podido evolucionar, y podrían no reflejar avances o actualizaciones surgidos con posterioridad a su publicación.

AMAZING BOOKS S.L. dispone de un repositorio en su web en donde se puede acceder a las «fe de erratas» o «fe de errores» de sus publicaciones cuando son detectadas tras la impresión del libro. A dicho repositorio se puede acceder a través del link con su PC o con un smartphone haciendo la lectura a través del código QR.

ÍNDICE DE CONTENIDOS

PRÓLOGO

Es un honor para mí poder hacer el prólogo de este libro que tiene un enfoque eminentemente práctico, basado en preguntas y respuesta a las dudas que surgen a la hora de vacunar a un adulto inmunocomprometido en las consultas de enfermería. Sobra decir el papel tan relevante que tienen los profesionales de enfermería en la vacunación, y no solo en la enfermería pediátrica o en la enfermería comunitaria en el marco de los programas del niño sano, o del adulto sano o con enfermedades crónicas; pero es obvio que también lo tienen y con más relevancia en las consultas de enfermería de vacunas y con el paciente inmunocomprometido. Por eso este libro alcanza una relevancia mayor aún, ya que en él se formulan preguntas y se dan respuestas al día a día de esa vacunación.

Tanto Juan Rodríguez García como Ronald Rodríguez Cogollo han trabajado para coordinar el libro y hacer que todos los autores se hayan implicado de una forma excelente para dar respuesta a todas y cada una de las posibles preguntas que pueden surgir en dichas consultas. Ellos junto con el resto de autores, profesionales de enfermería y de medicina preventiva y salud pública, han ido detallando todos los aspectos que tenemos que tener en cuenta en una consulta de enfermería de vacunas, para perder el miedo al uso de las vacunas atenuadas o para estar más seguros en el uso de las vacunas en situaciones de riesgo como el embarazo, trasplantes, pacientes oncológicos, VIH+, inmunodeficiencias primarias o asplenia; con el fin de saber ajustar las pautas vacunales en función de los tratamientos que en cada momento se están recibiendo, tratamientos que cada vez se emplean más como inmunomoduladores, anticuerpos monoclonales o la quimioterapia. Todo esto se hace de forma detallada, analizando cada situación y cada vacuna, con un rigor, una claridad y un nivel científico y de evidencia propia del grupo de profesionales que ha trabajado en él, para que las profesionales de la enfermería en general y las que trabajan en consultas de vacunación tengan un documento que sea de gran utilidad; estoy seguro de que no quedará en las estanterías, sino que lo utilizaran a diario.

Gracias a los coordinadores y autores por haber hecho un trabajo tan bueno y tan útil, y muchísimas gracias por haberme elegido para hacer esta presentación, ya saben que para mí ha sido un placer y un honor hacerlo.

Ángel Gil de Miguel.
Prof. de Medicina Preventiva y Salud Pública de la URJC

PRESENTACIÓN

Las enfermeras somos las responsables de la gestión y aplicación práctica de los programas y campañas de inmunización. Cada vez disponemos de más productos inmunizantes (vacunas y Ac. Monoclonales) y cambios en las indicaciones y en otros aspectos relacionados con su utilización, y eso implica que debemos ampliar nuestros conocimientos de forma continua.

La población envejece de forma constante, del 20 % de personas mayores de 65 años en la actualidad, vamos a pasar al 30 % en 20 años (2045), lo que implica que más personas vamos a precisar de más cuidados y durante más tiempo, y el cuidado vacunal es imprescindible para garantizar prevención, protección y calidad de vida, evitando complicaciones derivadas de las enfermedades infecciosas inmunoprevenibles y secuelas que puedan permanecer a lo largo de toda la vida.

Eso implica también que más personas van a tener problemas con su sistema inmunitario, tanto inmunodeficiencias primarias como secundarias. A partir de los 50 años, nuestro sistema inmunitario comienza a decaer, por el fenómeno de la inmunosenescencia, pero también por las inmunodepresiones producidas por los tratamientos frente a numerosas enfermedades.

El trabajo en los programas de vacunación es multidisciplinar y en él intervienen diversos profesionales de la salud, como los médicos/as, enfermeras/os, farmacéuticos/as y otros. Pero, como decía al principio, somos las enfermeras las que gestionamos la atención personalizada a la población y atendemos sus preguntas y sus dudas, y tomamos decisiones que van a afectar a su salud y a su calidad de vida.

Y para ello es necesaria la formación y disponer de instrumentos de consulta que nos faciliten esta labor.

En este libro vamos a encontrar la información necesaria para formarnos y resolver las dudas que se nos planteen en la práctica diaria.

La seguridad en nuestras respuestas y en nuestra actuación van a condicionar la confianza de nuestros pacientes en las vacunas que necesitan. En estos tiempos de negacionismo y en el que tantas personas pretenden poner en entredicho las vacunas y sus beneficios, es necesario potenciar la evidencia científica y el conocimiento. Y las enfermeras debemos transmitir ese conocimiento y resolver las dudas de la población.

Las enfermeras agradecemos cualquier intervención que nos ayude a un mejor el conocimiento en bien de la salud, y creemos que este libro va a contribuir a ello.

José Antonio Forcada Segarra
Enfermero de Salud Pública.
Presidente de la Asociación Nacional de Enfermería y Vacunas (ANENVAC)

AGRADECIMIENTOS

Con la culminación de este libro, que hemos coordinado y escrito con tanta ilusión, sentimos la necesidad de detenernos un momento para dar las gracias a quienes han hecho posible este proyecto. No ha sido solo un trabajo académico, sino una experiencia que nos ha unido y nos ha enseñado el valor del esfuerzo compartido.

En primer lugar, queremos agradecer a la Editorial Amazing Books y a su editor D. Javier Ábrego Bonafonte, por confiar en nosotros y acompañarnos con paciencia y profesionalidad en cada etapa.

A nuestros coautores, y compañeros, por enriquecer el libro con sus ideas y perspectivas, puesto que sin ellos esto no hubiera sido posible.

Queremos expresar nuestra gratitud al Dr. Ángel Gil, por aceptar escribir el prólogo y a José Antonio Forcada, la presentación del libro. Su respaldo nos ha dado fuerza y confianza para seguir adelante.

A la Sociedad Española de Medicina Preventiva, Salud Pública y Gestión Sanitaria (SEMPSPGS),a la Asociación Española de Vacunología (AEV) y a la Asociación Nacional de Enfermería y Vacunas (ANENVAC), por creer en nosotros y en este proyecto.

A la empresa patrocinadora: GSK cuyo apoyo hizo posible la financiación de esta obra.

Finalmente, nuestro agradecimiento más profundo es para todas las familias de los autores de esta obra. Ellas han compartido con nosotros la ilusión, pero también las ausencias y los sacrificios que implicó este trabajo.

Gracias de corazón a todos por hacerlo posible.

Juan Rodríguez García y Ronald Rodríguez Cogollo

EQUIPO DE AUTORES

Coordinadores de la obra

- **Juan Rodríguez García.** Especialista en Medicina Preventiva y Salud Pública en Hospital Universitario Son Espases, Palma de Mallorca. Profesor Asociado del Departamento de Medicina Preventiva, Salud Pública y Epidemiología, Facultad de Medicina, Universidad de las Islas Baleares. Grupo de estudio de la respuesta inmunológica en patología humana. Instituto de Investigación Sanitaria Illes Balears (IdISBa), Islas Baleares. Comité de estudio vacunas y anticuerpos monoclonales SEMPSPGS.

- **Ronald Rodríguez Cogollo.** Médico Adjunto Medicina Preventiva Hospital Universitario Son Espases.

Autor del prólogo

- **Ángel Gil de Miguel**
  Médico Especialista en Medicina Preventiva. Catedrático de Medicina Preventiva y Salud Púbica. Universidad Rey Juan Carlos, Madrid.

Autor de la presentación

- **José Antonio Forcada Segarra**
  Enfermero de Salud Pública. Presidente de la Asociación Nacional de Enfermería y Vacunas (ANENVAC).

Autores

- **Sara de Miguel García.** Médico Adjunto Medicina Preventiva Hospital Universitario 12 de Octubre. CIBER Enfermedades Respiratorias. ISCIII. Comité de estudio vacunas y anticuerpos monoclonales SEMPSPGS.
- **María Ángela Doronzo.** Médico Interno Residente. Medicina Preventiva Hospital Universitario Son Espases.
- **Jaume Garí Parera.** Médico Adjunto Medicina Preventiva Hospital Universitario Son Llàtzer.
- **Saioa Bolíbar Mendizábal.** Enfermera Medicina Preventiva. Hospital de Arrasate (OSI Debagoiena).
- **Clara Moratinos Riega.** Enfermera Consulta de Inmunización del Paciente Inmunocomprometido. Hospital Universitario Son Espases.
- **María Ángeles Onieva García.** Médico Adjunto Medicina Preventiva Hospital Universitario Reina Sofía, Córdoba. Profesora asociada en el departamento de ciencias médicas y quirúrgicas. Facultad de medicina y enfermería. Universidad de Córdoba. Investigadora posdoctoral en instituto Maimónides de investigación biomédica de Córdoba (IMIBIC).
- **Ronald Rodríguez Cogollo.** Médico Adjunto Medicina Preventiva Hospital Universitario Son Espases.
- **Juan Rodríguez García.** Médico Adjunto Medicina Preventiva Hospital Universitario Son Espases. Profesor asociado en el departamento de medicina preventiva y salud pública. Grado medicina. Universidad Illes Balears (UIB). Grupo de estudio de respuesta inmunológica en patología humana. Instituto de Investigación Sanitaria Illes Balears (IdISBa).
- **Margarita Siquier Juan.** Enfermera de Obstetricia. Hospital Universitario Son Llàtzer.

Abreviaturas

ARNm	Ácido ribonucleico mensajero
BCG	Bacilo de Calmette y Guerín
CA; CCAA	Comunidad autónoma; comunidades autónomas y ciudades de Ceuta y Melilla
DM	Diabetes *mellitus*
DMARD	*Disease modifying Antirheumatic Drugs*
DTP	Difteria, tétano, *pertussis*
EA	Efecto adverso
ECA	Ensayo clínico aleatorizado
EICH	Enfermedad de injerto contra huésped
EII	Enfermedad inflamatoria intestinal crónica
EM	Esclerosis múltiple
EPOC	Enfermedad pulmonar obstructiva crónica
ERC	Enfermedad renal crónica
FAME	Fármaco modificador de la enfermedad
Hib	*Haemophilus influenzae* tipo B
HR / HRa	Cociente de riesgos/Cociente de riesgos ajustado
IC95%	Intervalo de confianza al 95%
IDCG	Inmunodeficiencia combinada grave
IDP	Inmunodeficiencias primarias
IDVC	Inmunodeficiencia variable común
IFN	Interferón
Ig	Inmunoglobulina
IL	Interleuquina
IMC	Índice de masa corporal
IMD	Enfermedad inmunomediada (*Immunomediated Disease*)
LES	Lupus eritematoso sistémico
OR / ORa	Odds ratio/Odds ratio ajustado
RR / RRa	Riesgo relativo/Riesgo relativo ajustado
SAE	Efecto adverso severo
SIDA	Síndrome de inmunodeficiencia adquirida
TAR	Terapia antirretroviral
TNF	Factor de necrosis tumoral (tumor necrosis factor)
TOS	Trasplante órgano sólido
TPH	Trasplante de progenitores hematopoyéticos
VIH	Virus de la inmunodeficiencia humana
VPH	Virus del papiloma humano
VRS	Virus respiratorio sincitial
VVZ	Virus varicela zóster

CAPÍTULO 1

VACUNAS E INMUNOCOMPROMISO. LO QUE DEBES SABER

CAPÍTULO 1

VACUNAS E INMUNOCOMPROMISO. LO QUE DEBES SABER

1. Vacunas e inmunocompromiso. Lo que debes saber

Una vacuna es una preparación destinada a generar inmunidad adquirida (defensas) contra una enfermedad mediante la estimulación de la producción de anticuerpos. Normalmente, una vacuna contiene un componente que imita a un agente infeccioso causante de la patología y que suele obtenerse a partir de formas debilitadas o muertas del patógeno, sus toxinas o alguna de las proteínas de su superficie. Este componente estimula al sistema inmunitario, que lo reconoce como una amenaza, lo neutraliza y guarda un registro del mismo. De este modo, el sistema inmune podrá reconocer y destruir más rápida y fácilmente cualquiera de estos agentes infecciosos (reales) que encuentre más adelante.

Se consideran uno de los mayores logros en Salud Pública en el último siglo.

Dado que las vacunas contienen únicamente formas muertas o debilitadas de microorganismos, como virus o bacterias, no causan la enfermedad ni aumentan el riesgo de sufrir complicaciones.

La mayoría de las vacunas se administran mediante inyección, pero algunas se administran por vía oral o se pulverizan en la nariz.

Referencias

- Vetter V, Denizer G, Friedland LR, Krishnan J, Shapiro M. Understanding modern-day vaccines: what you need to know. *Ann Med.* 2018;50(2):110-20. doi:10.1080/07853890.2017.1407035.
- Organización Mundial de la Salud. Vacunas e inmunización: ¿qué es la vacunación? [Internet]. Ginebra: OMS; 2023 [fecha de consulta: 14 de agosto de 2025]. Disponible en: https://www.who.int/es/news-room/questions-and-answers/item/vaccines-and-immunization-what-is-vaccination

- Stewart Sell. How vaccines work: immune effector mechanisms and designer. *Expert vaccines Rev Vaccines.* 2019 Oct;18(10):993-1015. oi:0.1080/14760584.2019.1674144. PMID: 31594419.
- Portal europeo de información sobre vacunación. [Disponible: https://vaccination-info.europa.eu/es/acerca-de-las-vacunas/como-funcionan-las-vacunas]

2. ¿Cuáles son los dos grandes grupos en los que podemos clasificar las vacunas y qué tienen especial relevancia en nuestro paciente inmunocomprometido?

En el paciente con compromiso del sistema inmune debemos distinguir claramente dos tipos de vacunas según su tecnología: las inactivadas, que no contienen el microorganismo viable y las atenuadas que contienen el microorganismo completo y viable, si bien por tratarse de su forma atenuada se trata de una cepa sin capacidad replicativa.

Vacunas atenuadas e inactivadas: Características generales

Vacunas Atenuadas	Vacunas Inactivadas
Mutación no virulenta	Fragmentos (proteínas, polisacáridos)
Contraindicadas: pueden causar la enfermedad que intentan prevenir	Se pueden administrar, pero pueden perder inmunogenicidad
Contraindicación por norma general	Contraindicación relativa
Algunas pueden transmitir la cepa vacunal a convivientes (VVZ, polio, rotavirus)	No transmiten la cepa vacunal

Víricas:
Triple vírica (MMRVaxPro®, PRIORIX®)
Triple vírica Varicela (Proquad®)
Varicela (Varilix®, Varivax®)
Rotavirus (Rotatec®, Rotarix®)
Fiebre amarilla (Stamaril®)
Gripe atenuada (Fluenz®)
Dengue (▼ QDenga®)

Bacterianas:
Vacuna BCG®
Cólera (Vaxchora®)
Fiebre tifoidea oral (Vivotif®)

Víricas:
Polio inactivada (Imovax POLIO®)
Hepatitis A (HAVRIX®, VAQTA®)
Hepatitis B (Engerix-B®, HBVaxPro®, Fendrix®)
Hepatitis A+, Hepatitis B (Twinrix®)
Gripe (Vaxigrip®, ▼ Efluelda®, Fluad®, Fluarix®, Influvac®)
Herpes zóster (Shingrix®)
Rabia (Rabipur®)
VPH (Gardasil9®/Cervarix®)
COVID-19 (▼ Comirnaty®, ▼ Bimervax®)
Virus respiratorio humano (▼ Arexvy®, ▼ Abrysvo®)

Bacterianas:
Cólera (Dukoral®)
Meningococo B (Bexsero®, Trumenba®)
Meningococo C (Menjugate®, Neisvac-C®)
Meningococo ACWY (Menveo®, Nimenrix®, MenQuadfi®)
Neumococo (Prevenar 13®, Pneumovax 23®, ▼ Prevenar 20®, ▼ Vaxneuvance®), dT (Diftavax®)

dTap (Boostrix®, diTeBooster ®)
DTaP-IPV (Infanrix IPV®, Tetraxim®)
DTaP-IPV-Hib-HepB (Hexyon®, Infanrix HEXA®, Vaxelis®)
Fiebre tifoidea parenteral (Typhim®)

▼ Está sujeto a seguimiento adicional, es prioritaria la notificación de sospechas de reacciones adversas asociadas a este medicamento.

Referencias:

https://www.who.int/es/news-room/feature-stories/detail/the-race-for-a-covid-19-vaccine-explained#:~:text=Para%20dise%C3%B1ar%20las%20vacunas%20atenuadas,tipo%20a%20las%20personas%20inmunodeprimidas

3. ¿Por qué son importantes las vacunas?

Las vacunas han reducido de forma notable la carga de enfermedades infecciosas en todo el mundo. En primer lugar, actúan protegiendo a la persona vacunada, reduciendo la probabilidad de contraer las enfermedades frente a las que está vacunada y su gravedad y duración en caso de infección. Además, contribuyen a la protección de la comunidad (inmunidad colectiva o de grupo), ya que se puede evitar la circulación del patógeno.

Cuando un agente infeccioso deja de circular en un área geográfica concreta, hablamos de eliminación. En cambio, cuando se consigue que no existan nuevos casos de la enfermedad provocada por ese el agente se habla de erradicación.

Como ejemplos, la erradicación de la viruela en el mundo mediante la vacunación es uno de los mayores logros de la medicina. En España la eliminación de la poliomielitis, el tétanos, el tétanos neonatal, el sarampión (enfermedad reemergente en Europa), la rubéola o la rubéola neonatal.

Referencias

- Iwasaki A, Omer SB. Why and how vaccines work. *Cell* [Internet]. 2020;183(2):290–5.
- Disponible en: http://dx.doi.org/10.1016/j.cell.2020.09.040
- World health statistics 2019: monitoring health for the SDGs, sustainable development goals [Internet]. Who.int. World Health Organization; 2019 [Fecha de consulta: 21 de noviembre de 2025]. Disponible en: https://www.who.int/publications/i/item/9789241565707

4. ¿Qué significa el inmuncompromiso en vacunación?

El inmunocompromiso se refiere a la alteración del sistema inmunológico para ejercer correctamente su función.

Puede clasificarse en dos grandes grupos:

- **Inmunocompromiso primario:** causado por defectos congénitos o hereditarios del sistema inmune, conocidos como *inmunodeficiencias primarias* o *errores innatos de la inmunidad.*

- **Inmunocompromiso secundario:** adquirido a lo largo de la vida. Puede deberse al uso de fármacos inmunosupresores, a enfermedades neoplásicas, a infecciones crónicas como el VIH, a trasplantes de órganos sólidos o progenitores hematopoyéticos, o incluso a estados de malnutrición grave.

En el ámbito de la vacunación, el inmunocompromiso tiene tres implicaciones fundamentales:

1. **Mayor vulnerabilidad a infecciones graves,** muchas de ellas prevenibles mediante vacunas
2. **Contraindicación de determinadas vacunas**, especialmente las elaboradas con microorganismos vivos atenuados, que pueden ocasionar enfermedad en pacientes con inmunosupresión moderada o grave.
3. **Respuesta inmunitaria reducida,** con menor inmunogenicidad y menor duración de la protección.

La vacunación adecuada de estos pacientes es crucial siendo especialmente importante el momento en el que administran las vacunas para conseguir la mejor respuesta y, con ello, una mayor protección frente a infecciones graves.

Referencias

- Rubin LG, Levin MJ, Ljungman P, Davies EG, Avery R, Tomblyn M, *et al.* 2013 IDSA clinical practice guideline for vaccination of the immunocompromised host. *Clin Infect Dis.* 2014;58(3):e44-100. doi:10.1093/cid/cit816.

5. ¿Todos los inmunocomprometidos son iguales?

No todos los pacientes inmunocomprometidos son iguales desde el punto de vista de los riesgos de infección ni de las vacunas que necesitan. En la práctica, se distinguen dos grados de inmunocompromiso: los pacientes con alto grado de inmunosupresión y con bajo grado de inmunosupresión. Algunos ejemplos de estos pacientes clasificados según este esquema se muestran en la Tabla 1.

Tabla 1

Clasificación general de los grados de inmunocompromiso

Inmunosupresión de alto nivel
Inmunodeficiencia primaria combinada de linfocitos B y T (por ejemplo, inmunodeficiencia combinada grave)
Quimioterapia oncológica
Recepción de agentes quimioterápicos (p.e. ciclofosfamida, metotrexato, micofenolato) y combinaciones de fármacos inmunosupresores para enfermedades reumatológicas
Infección por VIH y recuento de linfocitos T-CD4 <200 células/mm3 en personas ≥14 años o un porcentaje de linfocitos T-CD4 <15% en personas de 1 a 13 años de edad
Terapia diaria de corticoides a una dosis de 20 mg (o ≥2 mg/kg/día en pacientes <10 kg de peso) de prednisona o equivalente, durante ≥14 días
Terapia con determinados inmunomoduladores biológicos, como los antagonistas del factor de necrosis tumoral alfa -TNF- - (por ejemplo, adalimumab, certolizumab, infliximab, etanercept y golimumab), anticuerpos monoclonales antilinfocitos B (por ejemplo, rituximab) o anticuerpos monoclonales antilinfocitos T (por ejemplo, alemtuzumab)
Durante los 2 primeros meses posteriores al trasplante de un órgano sólido
Dentro de los 2 primeros meses posteriores a un trasplante de progenitores hematopoyéticos (TPH). Frecuentemente, las personas receptoras de TPH pueden tener alto grado de inmunosupresión durante un período mucho más prolongado, dependiendo del tipo de trasplante (el tiempo es mayor en el caso de alotrasplantes), el tipo de donante y el origen de las células madre y las complicaciones posteriores al trasplante, como enfermedad de injerto contra el huésped (EICH) y su tratamiento
Inmunosupresión de bajo nivel
Infección con VIH sin síntomas y un recuento de linfocitos T-CD4 ≥200 células/mm3 en personas ≥14 años, o un porcentaje de linfocitos T-CD4 ≥15% en personas de 1 a 13 años de edad
Recepción durante ≥14 días de una dosis diaria inferior de corticoides sistémicos que la que ocasiona inmunosupresión de alto nivel, o quienes reciben terapia de corticoides a días alternos
Recepción de metotrexato a dosis de ≤0,4 mg/

Fuente: Adaptado de 2013 IDSA clinical practice guideline for vaccination of the immunocompromised host

No obstante, cada tipo de paciente y sus tratamientos inmunosupresores presentan características diferentes según la diana terapéutica o la causa de inmunocompromiso. Por ello, la vacunación deberá ser individualizada teniendo en cuenta estos factores, junto con otros como la edad, hábitos, comorbilidades, profesión, viajes, riesgo de exposición y epidemiología de los patógenos en su entorno, entre otros (ver capítulo 8).

Referencias

- Rubin LG, Levin MJ, Ljungman P, Davies EG, Avery R, Tomblyn M, *et al.* 2013 IDSA clinical practice guideline for vaccination of the immunocompromised host. Clinical infectious diseases: an official publication of the Infectious Diseases Society of America. 2014;58(3):309-18.

6. ¿Cuáles son los componentes principales de una vacuna y qué función cumple cada uno de ellos?

Las vacunas no son una única sustancia, sino una combinación de componentes. Cada componente de la vacuna tiene un propósito específico, diferenciándose en los que se describen a continuación:

- **Antígeno.** Correspondería al «principio activo» de la vacuna. Es uno o más fragmentos (polisacáridos, proteínas, toxoides, etc.) de un microorganismo patógeno o bien el microorganismo completo atenuado o inactivado (por ejemplo, un virus o una bacteria). Es el elemento que reconoce nuestro sistema inmunitario frente al cual se desarrolla respuesta inmunológica.
- **Adyuvantes.** Ayudan a incrementar la respuesta inmunitaria, aumentando su intensidad y duración. Los más habituales son las sales de aluminio, cuyo uso es seguro y está ampliamente documentado.
- **Conservantes.** Se añaden en ciertos preparados, sobre todo en viales multidosis, para evitar la contaminación tras su apertura. Un ejemplo es el 2-fenoxietanol.
- **Estabilizantes.** Previenen reacciones químicas indeseadas y evitan que los componentes se adhieran al vial, asegurando la estabilidad durante transporte y almacenamiento. Incluyen azúcares (lactosa, sacarosa), aminoácidos (glicina), proteínas (albúmina recombinante) o gelatina.
- **Sustancias tensioactivas.** Mantienen homogénea la mezcla líquida de la vacuna, impidiendo que los componentes se aglutinen o se depositen. Un ejemplo es el polisorbato 80, utilizado también en la industria alimentaria
- **Sustancias residuales.** Son trazas mínimas procedentes del proceso de fabricación, como proteínas de huevo, levaduras, antibióticos o formaldehído. Su presencia es tan baja que se mide en partes por millón o incluso por mil millones, sin riesgo para la salud.

- **Diluyentes.** Se utilizan para preparar algunas vacunas justo antes de su administración, ajustando la concentración adecuada. El más frecuente es el agua estéril.
- **Excipientes y tampones *(buffers)*.** Son soluciones que vehiculizan la vacuna y mantienen su pH estable (por ejemplo, fosfatos o histidina).

Referencias

- Vetter V, Denizer G, Friedland LR, Krishnan J, Shapiro M. Understanding modern-day vaccines: what you need to know. *Ann Med.* 2018;50(2):110-20. doi:10.1080/07853890.2017.1407035.
- ¿Cómo se desarrollan las vacunas? [Internet]. Who.int. [fecha de consulta: 21 de noviembre de 2025]. Disponible en: https://www.who.int/es/emergencies/diseases/novel-coronavirus-2019/covid-19-vaccines/how-are-vaccines-developed
- World Health Organization. Vaccines and immunization: What is vaccination? [Internet]. Geneva: WHO; 2025 Oct 22 [fecha de consulta: 3 de septiembre de 2025]. Disponible en: https://www.who.int/news-room/questions-and-answers/item/vaccines-andimmunization-what-is-vaccination
- U.S. Department of Health and Human Services. Vaccine ingredients [Internet]. Washington, D.C.: HHS; [fecha de consulta: 21 de noviembre de 2025]. Disponible en: https://www.hhs.gov/immunization/basics/vaccine-ingredients/index.html

7. ¿Qué componente va a proporcionar inmunidad específica contra una enfermedad infecciosa?

La inmunidad la proporcionará el antígeno inmunizante, que puede presentarse de dos formas según el tipo de vacuna:

- Una pequeña cantidad de un virus o una bacteria debilitada o muerta.
- Una o varias moléculas, característica de ese virus o bacteria y que el organismo tiene que aprender a combatir. Puede haberlas de un solo antígeno como la del herpes zóster; aunque la mayoría llevan diferentes antígenos (vacunas combinadas) en su composición.

Referencias

- World Health Organization. Vaccines and immunization: What is vaccination? [Internet]. Geneva: WHO; 2025 Oct 22 [fecha de consulta: 21 de noviembre de 2025]. Disponible en: https://www.who.int/news-room/questions-and-answers/item/vaccines-and-immunization-what-is-vaccination

- U.S. Department of Health and Human Services. Vaccine ingredients [Internet].
- Washington, D.C.: HHS; [fecha de consulta: 21 de noviembre de 2025]. disponible en : https://www.hhs.gov/immunization/basics/vaccine-ingredients/index.html

8. ¿Hay componentes añadidos al antígeno que pueden hacer que las vacunas estén especialmente indicadas para un paciente inmunocomprometido?

El otro componente de una vacuna que ayuda a una persona a desarrollar inmunidad son los adyuvantes. Son compuestos que, en determinadas vacunas inactivadas, se añaden con el fin de potenciar la respuesta inmunitaria frente al antígeno o de prolongar su efecto estimulador. Los adyuvantes más utilizados en vacunas son sales de aluminio (DTPa, hepatitis A, neumocócica conjugada), MF59 (escualeno, gripe), AS04 (hepatitis B, VPH), AS01 (herpes zóster, virus respiratorio sincitial), virosomas (gripe). Las vacunas adyuvadas provocan mayor reactogenicidad local que las no adyuvadas, debido a la mayor inducción local de la inflamación y a la activación del sistema inmunitario, pero a cambio consiguen una respuesta inmune más intensa y persistente por lo que generalmente están especialmente indicadas tanto para los pacientes con el sistema inmune debilitado como para los inmunocomprometidos.

Además de estos componentes, las vacunas conjugadas contienen también una proteína transportadora. Esta proteína, frente a las vacunas compuestas exclusivamente por polisacáridos de la pared de la bacteria, consigue que la respuesta inmunológica de la vacuna sea más intensa y que se genere memoria inmunológica duradera.

Referencias

- Zhao T, Li Y, Wang J, Wang Y, Wang X, Wang Y, *et al.* Vaccine adjuvants: mechanisms and platforms. *Signal Transduct Target Ther.* 2023 Jul 19;8(1):283. doi: 10.1038/s41392-023-01557-7. PMID: 37468460.
- Bastola R, Noh G, Keum T, Bashyal S, Lee S. Vaccine adjuvants: smart components to boost the immune system. *Arch Pharm Res.* 2017 Nov;40(11):1238-1248. doi: 10.1007/s12272-017-0969-z. PMID: 29027637.

- National Library of Medicine. ¿Qué contiene una vacuna? Ingredientes y seguridad [Internet]. [fecha de consulta: 21 de noviembre de 2025]. Disponible en: https://www.nlm.nih.gov/oet/ed/ceal/spanish-transcript_what-is-in-a-vaccine-vaccine-ingredients-and-safety.pdf
- Pollard AJ, Perrett KP, Beverley PC. Maintaining protection against invasive bacteria with protein-polysaccharide conjugate vaccines. *Nat Rev Immunol.* 2009 Mar;9(3):213-20. doi: 10.1038/nri2494. PMID: 19214194.
- Adyuvantes inmunológicos. Determinantes en el balance eficacia-toxicidad de las vacunas contemporáneas. *Enferm Infecc Microbiol Clin.* doi: 10.1016/j.eimc.2012.11.012.

9. ¿Qué otros componentes añadidos a las vacunas debemos conocer?

Otros componentes a tener en cuenta son aquellos que ayudan a mantener las vacunas seguras y duraderas, ya que al ser un producto biológico podría degradarse con cierta facilidad. También ayudan a asegurar que los microorganismos no entren en el producto vacunal.

Ejemplos de este tipo de ingredientes: líquido de suspensión (agua estéril, solución salina), conservantes (timerosal), estabilizantes (azúcar, gelatina), emulsionantes (polisorbato) y, en algunos casos, aromatizantes (vacunas orales).

Otros componentes son los que se utilizan durante la producción de vacunas. Estos ingredientes se extraen de la vacuna después de producción en un proceso de purificación, pero pueden quedar trazas.

Ejemplos: material de cultivo celular, ingredientes inactivadores (formaldehído, glutaraldehído) que debilitan o matan virus, bacterias o toxinas y antibióticos (neomicina, polimixina B o estreptomicina) que ayudan a evitar los gérmenes y bacterias del exterior crezcan en la vacuna.

Referencias

- Riese P, Schulze K, Ebensen T, Prochnow B, Guzmán CA. Vaccine adjuvants: key tools for innovative vaccine design. *Curr Top Med Chem.* 2013;13(20):2562–80. doi: 10.2174/15680266113136660183. PMID: 24066891.

- European Union. ¿Cómo funcionan las vacunas? [Internet]. European Vaccination Information Portal; [fecha de consulta: 3 de septiembre de 2025]. Disponible en: https://vaccination-info.europa.eu/es/acerca-de-las-vacunas/como-funcionan-las-vacunas
- National Library of Medicine. ¿Qué contiene una vacuna? Ingredientes y seguridad [Internet]. Bethesda (MD): NLM; [fecha de consulta: 3 de septiembre de 2025]. Disponible en: https://www.nlm.nih.gov/oet/ed/ceal/spanish-transcript_what-is-in-a-vaccine-vaccine-ingredients-and-safety.pdf

10. ¿Las vacunas con alta carga antigénica pueden estar especialmente indicadas para mi paciente inmunocomprometido?

Las vacunas de «alta carga antigénica», como su nombre indica, contienen mayor cantidad de antígeno que la vacuna estándar (entre dos y tres veces más) y han sido desarrolladas para personas con sistemas inmunológicos debilitados como personas mayores y pacientes con compromiso inmunológico.

Referencias

- Boraschi D, Italiani P. Immunosenescence and vaccine failure in the elderly: strategies for improving response. *Immunol Lett.* 2014 Nov;162(1 Pt B):346-53. doi: 10.1016/j.imlet.2014.06.006. Epub 2014 Jun 21. PMID: 24960535.

11. ¿Puedo poner dos o tres dosis de una vacuna estándar para sustituir a una vacuna de alta carga?

En general, no debe intentarse sustituir una vacuna de alta carga antigénica administrando varias dosis consecutivas de la formulación estándar. Esta práctica no está autorizada, no ha sido evaluada en ensayos clínicos y conllevaría duplicar la exposición a excipientes, aumentando el riesgo de reacciones adversas.

Existe una excepción a esta norma que es con la vacuna formulada con dosis estándar de hepatitis B. En este caso a pesar de que el fabricante no lo permite en su ficha técnica, existen recomendaciones emitidas por la autoridad sanitaria que permiten la administración de una dosis doble en una sola administración. Esta pauta solo debe ser utilizada en pacientes inmunocomprometidos y según recomendaciones oficiales.

Referencias

- Grupo de trabajo vacunación en población adulta y grupos de riesgo de la Ponencia de Programa y Registro de Vacunaciones. Vacunación en grupos de riesgo de todas las edades y en determinadas situaciones. Comisión de Salud Pública del Consejo Interterritorial del Sistema Nacional de Salud. Ministerio de Sanidad, Consumo y Bienestar Social, julio 2018.

12. ¿Qué vacunas son preferibles para el paciente inmunocomprometido, las vacunas adyuvadas o las de alta carga?

No existen ensayos clínicos que comparen «cara a cara» la eficacia de las vacunas adyuvadas frente a las de alta carga para prevenir infecciones. Solo existen algunos estudios de revisión en los que se comparan los resultados de estudios realizados con estas vacunas frente a la dosis o composición estándar. Los resultados de estos estudios no permiten actualmente recomendar preferiblemente uno u otro tipo de vacuna para nuestro paciente inmunocomprometido.

Referencias

- Domnich A, de Waure C. Comparative effectiveness of adjuvanted versus high-dose seasonal influenza vaccines for older adults: a systematic review and meta-analysis. *Int J Infect Dis.* 2022 Sep;122:855-863. doi: 10.1016/j.ijid.2022.07.048. Epub 2022 Jul 22. PMID: 35878803.

13. ¿Qué vacunas de inmunidad «reforzada» pueden ser beneficiosas para mi paciente inmunocomprometido?

Cuando tenemos el sistema inmunológico comprometido es preferible utilizar vacunas «reforzadas» bien con adyuvante o con mayor cantidad de antígeno (vacunas de alta carga).

Estas vacunas se presentan en las dos tablas siguientes, donde se diferencian las vacunas de alta carga (Tabla 2) y las vacunas adyuvadas según su tipo de adyuvante (Tabla 3).

Tabla 2

Vacunas de alta carga

Enfermedad	Vacuna
Gripe	Efluelda®
Hepatitis B	HBVaxPro®

Tabla 3

Vacunas adyuvadas

Adyuvante	Vacunas (enfermedad)
Hidróxido o fosfato de aluminio	Bexsero® (meningococo B), Boostrix® (difteria/tétanos/tosferina), Diftavax® (difteria/tétanos), Dukoral® (cólera inactivada), Engerix-B® (hepatitis B), HBVaxPro® (hepatitis B), Gardasil9® (VPH), Havrix® (hepatitis A), Hexyon® (hexavalente), Hiberix® (Hib), Infanrix® (difteria/tétanos/tosferina), NeisVac-C® (meningococo C), Prevenar 13® (neumococo), Prevenar 20® (neumococo), Rabipur® (rabia), Trumenba® (meningococo B), Twinrix® (hepatitis A+B), Typhim Vi® (fiebre tifoidea), Vaqta® (hepatitis A), Vaxelis® (hexavalente), Vaxneuvance® (neumococo)
AS04 (aluminio + MPL)	Cervarix® (VPH), Fendrix® (hepatitis B)
AS01 (liposomas con MPL + QS-21)	Arexvy® (VRS), Shingrix® (herpes zóster)
MF59 (emulsión de escualeno)	Fluad® (gripe)

Referencias

- Grupo de trabajo vacunación en población adulta y grupos de riesgo de la Ponencia de Programa y Registro de Vacunaciones. Vacunación en grupos de riesgo de todas las edades y en determinadas situaciones. Comisión de Salud

Pública del Consejo Interterritorial del Sistema Nacional de Salud. Ministerio de Sanidad, Consumo y Bienestar Social, julio 2018.

- Garçon N, Leroux-Roels G, Cheng WF. *Understanding Modern Vaccines: Perspectives in Vaccinology*. Chap. 4: Vaccine adjuvants.2011;1(1):89-113
- CDC. Adjuvants and vaccines [Internet]. Vaccine Safety. 2024 [fecha de consulta: 21 de noviembre de 2025]. Disponible en: https://www.cdc.gov/vaccine-safety/about/adjuvants.html

14. ¿Cuáles son las principales plataformas o tecnologías que existen actualmente para fabricar y desarrollar las vacunas?

Las vacunas pueden estar compuestas de bacterias o de virus que han sido elaborados y preparados para tal fin, ya sea atenuándolos o inactivándolos. También pueden crearse a partir de las toxinas que producen esas bacterias o virus, o con partes de ellos que sirven para que el cuerpo las identifique sin causarle daño. Aunque, en general, hablaremos de vacunas inactivadas y de vacunas vivas o atenuadas, podemos considerar la existencia de todos estos tipos de vacunas:

Tipo de vacuna	Características	Ejemplos
Vacunas vivas atenuadas	Contienen una forma debilitada del patógeno capaz de inducir inmunidad sin causar la enfermedad.	Triple vírica (sarampión, rubéola y parotiditis), varicela, rotavirus, gripe intranasal, fiebre amarilla, cólera, fiebre tifoidea oral, dengue, viruela.
Vacunas inactivadas	Contienen una versión muerta del patógeno, con antígenos de superficie intactos, pero genoma inactivo.	Antigripal, antirrábica, antihepatitis A.
Vacunas basadas en proteínas (subunidades, recombinantes, polisacáridas y combinadas)	Incluyen solo antígenos seleccionados del patógeno.	*Haemophilus influenzae* tipo B, hepatitis B, neumococo, virus del papiloma humano (VPH), herpes zóster.

Vacunas de vectores recombinantes	Utilizan un vector inocuo (virus o bacteria) para transportar un fragmento del genoma del patógeno diana.	COVID-19 (vector viral), ébola.
Vacunas de ácido nucleico	Usan el material genético del patógeno (ADN o ARNm), encapsulado o transportado por un vector inocuo.	COVID-19 (ARNm).
Vacunas basadas en toxoides	Contienen toxinas inactivadas (toxoides) producidas por bacterias, que inducen inmunidad frente a las toxinas sin causar enfermedad.	Tétanos, difteria.

Referencias

- Montero DA, Vidal RM, Velasco J, Carreño LJ, Torres JP, Benachi O, *et al.* Two centuries of vaccination: historical and conceptual approach and future perspectives. *Front Public Health.* 2024;11:1326154. doi:10.3389/fpubh.2023.1326154.
- European Commission. *Cómo funcionan las vacunas* [Internet]. Brussels: European Union; 2023 [fecha de consulta: 21 de noviembre de 2025]. Disponible en: https://vaccination-info.europa.eu/es/acerca-de-las-vacunas/como-funcionan-las-vacunas
- Iwasaki A, Omer SB. Why and how vaccines work. *Cell.* 2020;183(2):290-5. doi:10.1016/j.cell.2020.09.040.

15. ¿Las vacunas comercializadas son seguras?

Sí, las vacunas comercializadas son seguras y eficaces. Antes de aprobarse para su uso en la población general, atraviesan un proceso de desarrollo que incluye varias fases de ensayos clínicos destinados a evaluar su seguridad, inmunogenicidad y eficacia. Solo tras superar estos controles, las agencias reguladoras nacionales e internacionales autorizan su comercialización.

Una vez introducidas en los programas de vacunación, continúan bajo sistemas de farmacovigilancia activa que permiten identificar y evaluar de forma rápida cualquier evento adverso. En caso de detectarse una señal de seguridad, comités independientes de expertos analizan la relación causal con la vacuna y emiten recomendaciones. Este sistema de vigilancia continua es esencial para mantener la confianza de la población y garantizar el uso seguro de las vacunas.

Referencias

- Conklin L, Hviid A, Orenstein WA, Pollard AJ, Wharton M, Zuber P. Vaccine safety issues at the turn of the 21st century. *BMJ Glob Health*. 2021;6(Suppl 2):e004898. doi:10.1136/bmjgh-2020004898.
- World Health Organization. *Vaccine safety* [Internet]. Geneva: WHO; 2023 [fecha de consulta: 21 de noviembre de 2025]. Disponible en: https://www.who.int/es/news-room/questions-andanswers/item/vaccines-and-immunization-vaccine-safety

16. ¿Es mejor padecer la enfermedad que vacunarse?

La vacunación genera una inmunidad comparable a la adquirida tras pasar la infección natural, pero sin exponer a la persona a los riesgos asociados a la enfermedad. Las infecciones pueden producir complicaciones graves e irreversibles, como daño neurológico por meningitis meningocócica, cirrosis y cáncer hepático tras infección crónica por virus de la hepatitis B, o incluso la muerte en el caso del sarampión.

Por ello, el beneficio de la vacunación frente a las enfermedades inmunoprevenibles supera ampliamente cualquier riesgo potencial, al permitir protegerse de manera segura y eficaz.

Referencias

- Ministerio de Sanidad. *Mitos y bulos sobre la vacunación* [Internet]. Madrid: Ministerio de Sanidad; [fecha de consulta: 21 de noviembre de 2025]. Disponible en: https://www.sanidad.gob.es/areas/promocionPrevencion/vacunaciones/seguridad/mitos/home.htm
- Asociación Española de Pediatría. *Manual de vacunas en línea de la AEP. Capítulo 1: Aspectos generales* [Internet]. Madrid: AEP; 2023 [fecha de consulta: 21 de noviembre de 2025]. Disponible en: https://vacunasaep.org/documentos/manual/cap-1

17. ¿Son necesarias también las vacunas en el adulto o tan solo en los niños?

Aunque la infancia es la etapa en la que se administran la mayoría de las vacunas del calendario sistemático, los adolescentes y adultos también necesitan protección frente a múltiples enfermedades. Patógenos como tétanos, difteria, sarampión, rubéola, varicela, neumococo, gripe, herpes zóster o virus respiratorio sincitial pueden producir cuadros graves en la edad adulta, en ocasiones incluso más que en la infancia.

La vacunación en el adulto es especialmente necesaria en ciertas situaciones:

a. Personas mayores en situación de inmunosenescencia (sistema inmunológico envejecido).

b. Enfermedades y/o tratamientos que causen cierto grado de inmunocompromiso (neoplasias, trasplantes hematopoyéticos, etc.). Enfermedades crónicas (diabetes, asma, obesidad, etc.).

c. Embarazo

d. Trabajadores: por el posible contacto con personas más vulnerables a ciertas enfermedades infecciosas o por exposición a agentes específicos (trabajadores de laboratorios o cuidadores de granjas de aves).

e. Viajeros, etc.

Referencias

- Ministerio de Sanidad, Consumo y Bienestar Social - Campañas - Semana Europea de Vacunación [Internet]. Gob.es. [fecha de consulta: 21 de noviembre de 2025]. Disponible en: https://www.sanidad.gob.es/campannas/campanas16/vacunacionBeneficios.htm

18. ¿Cuándo está contraindicada la administración de una vacuna?

Las contraindicaciones absolutas a la vacunación son muy poco frecuentes. La única aplicable a todas las vacunas es haber presentado una reacción alérgica grave (anafilaxia) tras una dosis previa o frente a alguno de sus componentes.

Existen además contraindicaciones específicas:

a. Encefalopatía no atribuible a otra causa ocurrida en los 7 días posteriores a una dosis de vacuna con componente pertúsico contraindica nuevas dosis de vacunas que contengan tosferina.

b. Vacunas vivas atenuadas en personas con inmunosupresión grave.

c. Vacunas vivas atenuadas durante el embarazo.

Por otro lado, hay situaciones que no constituyen una contraindicación permanente, pero sí una precaución y aconsejan posponer la vacunación hasta que la condición se resuelva. Entre ellas destacan:

d. Enfermedad aguda moderada o grave, especialmente si cursa con fiebre > 38 °C.

e. Administración reciente de hemoderivados con anticuerpos (plasma, inmunoglobulinas), que puede interferir con la respuesta a determinadas vacunas vivas atenuadas como sarampión, rubéola o varicela.

Referencias

- Centers for Disease Control and Prevention. General recommendations on immunization: recommendations of the Advisory Committee on Immunization Practices (ACIP). *MMWR Recomm Rep.* 2011;60(RR02):1-60.
- *Manual de vacunaciones e inmunizaciones* [Internet]. Euskadi. Eusko Jaurlaritzaren Argitalpen Zerbitzu Nagusia; 2024; Capítulo 1: principios generales; p. 23 -24. [Fecha de consulta: 21 de noviembre de 2025]. Disponible en: https://www.euskadi.eus/informacion/manual-devacunaciones/web01-a2gaixo/es/
- Gobierno Vasco. *Manual de vacunaciones e inmunizaciones* [Internet]. Vitoria-Gasteiz: Eusko Jaurlaritzaren Argitalpen Zerbitzu Nagusia; 2024 [Fecha de consulta: 10 de mayo de 2024]. Chapter 1: Principios generales. p. 23-4. Disponible en: https://www.euskadi.eus/informacion/manual-de-vacunaciones/web01-a2gaixo/es/

19. ¿Qué reacciones adversas tienen las vacunas?

La OMS clasifica los eventos adversos tras la vacunación en seis categorías, según su causa:

a. **Reacciones relacionadas con la vacuna:** respuestas individuales a uno o varios de sus componentes, pese a estar correctamente fabricada y administrada.

b. **Defectos de calidad:** problemas derivados de la fabricación del producto o de los dispositivos de administración.

c. **Errores programáticos:** debidos a una prescripción, conservación, preparación o administración inadecuada.

d. **Reacciones por ansiedad:** manifestaciones ligadas a la ansiedad de la persona vacunada, que pueden aparecer antes, durante o después de la administración.

e. **Eventos coincidentes:** problemas de salud no relacionados con la vacuna, pero que ocurren en el mismo periodo temporal tras su aplicación.

f. **Reacciones idiosincrásicas:** de causa desconocida o no bien comprendida.

Es importante recordar que la mayoría de las reacciones adversas a las vacunas son leves y transitorias (dolor local, fiebre baja). El personal sanitario debe conocer esta clasificación para identificar las posibles reacciones graves, notificarlas de forma inmediata a los programas de farmacovigilancia de la comunidad autónoma correspondiente y contribuir así a la evaluación de una posible relación causal.

Referencias

- World Health Organization. *Vaccine safety basics: learning manual* [Internet]. Geneva: WHO; 2013 [fecha de consulta: 21 de noviembre de 2025]. Disponible en: https://iris.who.int/bitstream/handle/10665/206144/9789241507769_eng.pdf

20. ¿En qué consisten las reacciones adversas inducidas por las vacunas?

Las reacciones adversas inducidas por las vacunas pueden clasificarse, según su extensión, en locales o sistémicas. A su vez, ambas pueden dividirse en comunes (frecuentes y generalmente leves) o raras (infrecuentes y potencialmente graves). La gran mayoría de las reacciones son leves y transitorias.

a. **Locales (en el sitio de inyección):**
   I. **Comunes:** dolor, enrojecimiento, tumefacción, induración, formación de nódulo subcutáneo, pequeñas vesículas (varicela), pápulas (BCG), linfadenitis regional.
   II. **Raras:** abscesos, reacciones locales graves (inflamación extensa o prolongada que puede requerir atención hospitalaria), reacciones de hipersensibilidad tipo III (Arthus) o tipo IV (retardada).

b. **Sistémicas (afectan a todo el organismo):**
   I. **Comunes:** fiebre, malestar general, cefalea, mialgias, irritabilidad, vómitos, diarrea, exantemas leves, artralgias, adenopatías generalizadas.
   II. **Raras:** episodios de hipotonía-hiporrespuesta, llanto persistente, osteomielitis por BCG, enfermedad diseminada por cepa vacunal (por ejemplo, BCGitis, poliomielitis asociada a vacuna oral), anafilaxia (reacción de hipersensibilidad tipo I), reacciones citotóxicas tipo II (como trombocitopenia) y reacciones neurológicas graves como síndrome de Guillain-Barré (SGB), convulsiones, meningitis, encefalopatía, neuritis braquial o parálisis flácida.

Referencias

- World Health Organization. *Vaccine safety basics: learning manual* [Internet]. Geneva: WHO; 2013 [fecha de consulta: 21 de noviembre de 2025]. Disponible en: https://iris.who.int/bitstream/handle/10665/206144/9789241507769_eng.pdf

21. ¿Qué tipo de reacciones adversas pueden producirse por defectos de calidad en las vacunas?

Las reacciones por defectos de calidad son aquellas que se producen debido a problemas durante el proceso de fabricación, transporte o envasado del producto vacunal. No se deben al componente activo en sí mismo ni a una administración incorrecta, sino a fallos técnicos o de control de calidad que alteran la seguridad del producto.

Referencias

- World Health Organization. *Vaccine safety basics: learning manual* [Internet]. Geneva: WHO; 2013 [fecha de consulta: 21 de noviembre de 2025]. Disponible en: https://iris.who.int/bitstream/handle/10665/206144/9789241507769_eng.pdf

- Elsevier. *Reacciones adversas a vacunas* [Internet]. Madrid: Elsevier España; 2025 [fecha de consulta: 21 de noviembre de 2025]. Disponible en: https://www.elsevier.es/index.php?p=revista&pRevista=pdfsimple&pii=13047821&r=105
- World Health Organization. Fabricación, seguridad y control de calidad de las vacunas [Internet]. Geneva: WHO; 2025 Feb 25 [fecha de consulta: 21 de noviembre de 2025]. Disponible en: https://www.who.int/es/news-room/feature-stories/detail/manufacturing-safety-and-quality-control

22. ¿Qué tipo de reacciones adversas pueden producirse por errores programáticos?

Son aquellas causadas por fallos evitables en la conservación, manipulación, transporte o prescripción de la vacuna. No se deben al producto en sí, sino a errores en su manipulación. Los errores durante la administración de vacunas pueden generar efectos adversos prevenibles. Estos se clasifican según el tipo de error y el incidente adverso que pueden causar:

1. Inyección no estéril

- **Errores:** reutilización de jeringas o agujas, mala esterilización, contaminación de la vacuna o del diluyente.
- **Consecuencias:** infecciones locales (abscesos, celulitis), sepsis, transmisión de enfermedades por vía sanguínea (hepatitis B, VIH), síndrome de shock tóxico, incluso muerte.

2. Error de reconstitución

- **Errores:** agitación incorrecta, uso de diluyente inadecuado, dilución incorrecta, confusión con otro medicamento, reutilización de una vacuna ya reconstituida.
- **Consecuencias:** vacuna ineficaz, abscesos, efectos adversos por administración de otros fármacos, shock tóxico, muerte.

3. Inyección en el lugar equivocado

- **Errores:** administración subcutánea en lugar de intramuscular (o viceversa), inyección en el glúteo.

- **Consecuencias:** reacciones locales, abscesos, daño nervioso (como afectación del nervio ciático).

4. Transporte o almacenamiento incorrecto

- **Errores:** congelación/descongelación de la vacuna, exposición a temperaturas fuera del rango recomendado.
- **Consecuencias:** reacciones locales, pérdida de eficacia de la vacuna.

5. Caso omiso de las contraindicaciones

- **Errores:** administración de vacunas a pesar de existir contraindicaciones temporales (como enfermedades agudas febriles) o permanentes (como reacciones alérgicas graves previas).
- **Consecuencias:** reacción grave prevenible, como anafilaxia, convulsiones, encefalopatía u otras complicaciones severas.

Referencias

- Centers for Disease Control and Prevention. Vaccine Administration: Preventing Vaccine Administration Errors [Internet]. Atlanta: CDC; [fecha de consulta: 3 de septiembre de 2025]. Disponible en: https://www.cdc.gov/vaccines/hcp/admin/downloads/vaccine-administration-preventing-errors.pdf
- World Health Organization. *Vaccine safety basics: learning manual* [Internet]. Geneva: WHO; 2013 [fecha de consulta: 21 de noviembre de 2025]. Available from: https://iris.who.int/bitstream/handle/10665/206144/9789241507769_eng.pdf
- Hamborsky J, Kroger A, Wolfe S, editors. *Epidemiology and prevention of vaccinepreventable diseases.* 14th ed. Washington (DC): Public Health Foundation; 2021 [fecha de consulta: 3 de septiembre de 2025]. Chapter 2: General best practice guidance for immunization. Disponible en: https://www.cdc.gov/pinkbook/hcp/table-of-contents/chapter-2-general-bestpractice-guidance.html
- Elsevier. *Reacciones adversas a vacunas* [Internet]. Madrid: Elsevier España; 2025 [fecha de consulta: 21 de noviembre de 2025].

23. ¿Qué tipo de reacciones adversas pueden surgir como reacciones relacionadas con la ansiedad ante el procedimiento de vacunación?

Estas reacciones se presentan debido al temor o la aprensión frente al procedimiento de vacunación. El ejemplo más frecuente es el síncope vasovagal, que puede ocurrir durante o inmediatamente después de recibir la inyección. También pueden aparecer otros síntomas como náuseas, hiperventilación o convulsiones no epilépticas.

Referencias

- Centers for Disease Control and Prevention. Possible Side Effects from Vaccines [Internet]. Atlanta: CDC; 2024 Jul 31 [fecha de consulta: 3 de septiembre de 2025]. Disponible en: https://www.cdc.gov/vaccines/basics/possible-side-effects.html
- Hamborsky J, Kroger A, Wolfe S, editors. *Epidemiology and prevention of vaccinepreventable diseases.* 14th ed. Washington (DC): Public Health Foundation; 2021 [fecha de consulta: 3 de septiembre de 2025]. Chapter 2: General best practice guidance for immunization. Disponible en: https://www.cdc.gov/pinkbook/hcp/table-of-contents/chapter-2-general-bestpractice-guidance.html
- Elsevier. *Reacciones adversas a vacunas* [Internet]. Madrid: Elsevier España; 2025 [fecha de consulta: 3 de septiembre de 2025]. Disponible en: https://www.elsevier.es/index.php?p=revista&pRevista=pdfsimple&pii=13047821&r=105

24. ¿Qué son los eventos adversos que coinciden temporalmente con la vacunación sin estar causados por ella?

Se trata de eventos adversos que ocurren en el mismo momento que la vacunación, pero cuya causa no está relacionada con la vacuna ni con su administración. Es decir, se trata de coincidencias temporales, ya que el suceso médico se habría producido igualmente, aunque el paciente no hubiera sido vacunado.

Referencias

- World Health Organization. *Vaccine safety basics: learning manual* [Internet]. Geneva: WHO; 2013 [fecha de consulta: 21 de noviembre de 2025]. Disponible en: https://iris.who.int/bitstream/handle/10665/206144/9789241507769_eng.pdf

- Hamborsky J, Kroger A, Wolfe S, editors. *Epidemiology and prevention of vaccinepreventable diseases.* 14th ed. Washington (DC): Public Health Foundation; 2021 [fecha de consulta: 31 de marzo de 2025]. Chapter 2: General best practice guidance for immunization. Disponible en: https://www.cdc.gov/pinkbook/hcp/table-of-contents/chapter-2-general-bestpractice-guidance.html
- Elsevier. *Reacciones adversas a vacunas* [Internet]. Madrid: Elsevier España; 2025 [fecha de consulta: 31 de marzo de 2025].

25. ¿Qué son las reacciones adversas por razones idiosincrásicas o de causa desconocida que pueden aparecer tras la vacunación?

Este grupo incluye reacciones adversas que aparecen tras la vacunación, pero cuya causa no se puede identificar ni relacionar con ninguno de los mecanismos anteriormente descritos. Son reacciones raras, imprevisibles, y sin una explicación clara a partir de la evidencia disponible.

Referencias

- Eseverri JL, Ranea S, Marin A. Reacciones adversas a vacunas. *Allergol Immunopathol* (Madrid). 2003 May;31(3):125-138.
- Lagosa M, Díaz C, Hernández P. Respuesta inmune y alergia a vacunas. *Rev Med Clin Condes.* 2020 May-Aug;31(3):256-269. doi: 10.1016/j.rmclc.2020.04.003. Disponible en: https://www.elsevier.es/es-revista-revista-medica-clinica-las-condes-202articulo-respuesta-inmune-alergia-vacunas-S0716864020300377
- World Health Organization. *Vaccine safety basics: learning manual* [Internet]. Geneva: WHO; 2013 [fecha de consulta: 21 de noviembre de 2025]. Disponible en: https://iris.who.int/bitstream/handle/10665/206144/9789241507769_eng.pdf
- Hamborsky J, Kroger A, Wolfe S, editors. *Epidemiology and prevention of vaccinepreventable diseases.* 14th ed. Washington (DC): Public Health Foundation; 2021 [fecha de consulta: 31 de marzo de 2025]. Chapter 2: General best practice guidance for immunization. Disponible en: https://www.cdc.gov/pinkbook/hcp/table-of-contents/chapter-2-general-bestpractice-guidance.html

26. ¿Es frecuente que ocurra una reacción alérgica a la vacuna en mi paciente inmunocomprometido?

Las reacciones alérgicas tras la vacunación son muy poco frecuentes. En casos excepcionales pueden manifestarse como un shock anafiláctico, con una incidencia estimada entre 1 por cada 100.000 y 1 por cada 1.000.000 de dosis administradas.

La evidencia disponible no indica que los pacientes inmunocomprometidos presenten mayor riesgo de reacciones alérgicas graves en comparación con la población general. Por este motivo, las recomendaciones de seguridad son las mismas: observar al paciente tras la vacunación (al menos 15 minutos), disponer de adrenalina y personal entrenado para la atención inmediata en caso necesario.

Referencias

- McNeil MM, Weintraub ES, Duffy J, Sukumaran L, Jacobsen SJ, Klein NP, *et al.* Risk of anaphylaxis after vaccination in children and adults. *J Allergy Clin Immunol.* 2016;137(3):868–78. doi:10.1016/j.jaci.2015.07.048. PMID: 26388033.
- World Health Organization. *Global manual on surveillance of adverse events following immunization* [Internet]. Geneva: WHO; 2016 [fecha de consulta: 31 de marzo de 2025]. Disponible en: https://www.who.int/publications/i/item/9789241507769
- Centers for Disease Control and Prevention. *General best practice guidelines for immunization: best practices guidance of the Advisory Committee on Immunization Practices (ACIP)* [Internet]. Atlanta (GA): CDC; 2024 [fecha de consulta: 21 de noviembre de 2025]. Disponible en: https://stacks.cdc.gov/view/cdc/124166

27. ¿Cómo reconozco que se ha producido una reacción alérgica en mi paciente?

Las reacciones alérgicas tras la vacunación pueden variar desde manifestaciones leves, como urticaria o prurito, hasta reacciones graves como la anafilaxia. Esta última, aunque extremadamente infrecuente, constituye una urgencia vital y requiere reconocimiento y tratamiento inmediato.

El diagnóstico de anafilaxia es clínico y se basa en la aparición aguda de síntomas tras la exposición, con afectación de piel o mucosas acompañada de compromiso respiratorio, cardiovascular y/o gastrointestinal.

El síncope vasovagal, frecuente en adolescentes y adultos jóvenes, aparece habitualmente de forma inmediata tras la inyección. Se caracteriza por piel fría y sudorosa, respiración normal, bradicardia e hipotensión transitoria, a menudo con náuseas o vómitos. La pérdida de conciencia suele ser breve y responde bien a la elevación de las piernas.

En cambio, la anafilaxia suele comenzar entre los 3 y 15 minutos tras la vacunación (aunque puede retrasarse más). Sus manifestaciones típicas incluyen:

- **Piel y mucosas:** urticaria, prurito, eritema, piloerección, angioedema (labios, lengua, laringe).
- **Respiratorio:** tos, sibilancias, disnea, estridor, cianosis.
- **Gastrointestinal:** dolor abdominal, vómitos, diarrea, incontinencia.
- **Neurológico/cardiovascular:** hipotensión, alteración del nivel de conciencia no reversible con maniobras posturales, sensación intensa de angustia.

En pacientes inmunocomprometidos, que con frecuencia reciben fármacos inmunosupresores o productos biológicos como gammaglobulinas, es esencial una anamnesis detallada para descartar que los síntomas se deban a otras sustancias y no a la vacuna.

Referencias

- Centers for Disease Control and Prevention. *General best practice guidelines for immunization: best practices guidance of the Advisory Committee on Immunization Practices (ACIP)* [Internet]. Atlanta (GA): CDC; 2024 [fecha de consulta: 21 de noviembre de 2025]. Disponible en: https://stacks.cdc.gov/view/cdc/124166

28. ¿Qué es lo primero que tengo que hacer si sospecho que mi paciente padece una reacción alérgica grave a la vacuna?

La reacción alérgica grave, también llamada shock anafiláctico, es una urgencia médica y su diagnóstico es clínico. Ante sospecha se debe actuar de forma inmediata, sin esperar la confirmación diagnóstica, ya que el tratamiento precoz puede ser decisivo para evitar consecuencias graves.

Lo primero de todo es interrumpir inmediatamente la administración de la vacuna si la reacción ocurre durante la inyección. Posteriormente se debe Llamar al 112 para preparar traslado al hospital en el caso de que la vacuna no se administre en un medio hospitalario. En caso de que la vacuna se esté administrando en medio hospitalario se avisará inmediatamente a un médico y/o al «equipo de paros» para su diagnóstico y tratamiento precoz.

En el caso de que nuestro paciente caiga en parada cardiorrespiratoria en cualquier momento, se solicitará ayuda si no se había hecho, se comprobará la permeabilidad de la vía aérea y se iniciarán las maniobras de RCP.

Referencias

- Simons FE, Ardusso LR, Bilò MB, El-Gamal YM, Ledford DK, Ring J, *et al.* World Allergy Organization guidelines for the assessment and management of anaphylaxis. *World Allergy Organ J.* 2011;4(2):13–37. doi:10.1097/WOX.0b013e318211496c.

29. ¿En qué posición debo colocar al paciente que está sufriendo una reacción alérgica grave?

La posición del paciente con una reacción alérgica grave depende de su situación clínica:

- **Con dificultad respiratoria o vómitos:** mantener al paciente en posición sentada o semisentada, para facilitar la ventilación y reducir riesgo de aspiración.
- **Con inestabilidad hemodinámica o shock:** colocar en decúbito supino con las piernas elevadas (Trendelenburg).
- **Inconsciente, pero con respiración espontánea:** colocar en decúbito lateral de seguridad, para mantener la vía aérea permeable y prevenir aspiración.

Referencias

- Simons FE, Ardusso LR, Bilò MB, El-Gamal YM, Ledford DK, Ring J, *et al.* World Allergy Organization guidelines for the assessment and management of anaphylaxis. *World Allergy Organ J.* 2011;4(2):13–37. doi:10.1097/WOX.0b013e318211496c.

- Muraro A, Worm M, Alviani C, Cardona V, DunnGalvin A, Garvey LH, *et al.* EAACI guidelines: Anaphylaxis (2021 update). *Allergy*. 2022;77(2):357–77. doi:10.1111/all.15032.

30. ¿Cuál es el tratamiento farmacológico adecuado en el caso de una reacción alérgica grave?

La adrenalina intramuscular al 1:1000 (1 mg/ml) constituye el tratamiento de elección y debe administrarse tan pronto como se sospeche la anafilaxia, sin necesidad de esperar una confirmación diagnóstica.

- La dosis recomendada es de 0,01 mg/kg (equivalente a 0,01 ml/kg), con un máximo de 0,5 mg (0,5 ml) por dosis.
- Vía y lugar de administración: intramuscular, en la cara anterolateral del muslo.
- Cualquier retraso en la administración de adrenalina se asocia a un peor pronóstico.
- En situaciones que lo requieran, pueden utilizarse autoinyectores precargados:
  - 0,15 mg en niños de 10 a 25 kg (habitualmente entre 1 y 6 años).
  - 0,3 mg en pacientes de mayor peso.
  - 0,5 mg para adolescentes (>12 años) y adultos que superen los 50 kg.
    - La dosis puede repetirse cada 5 a 15 minutos si persisten los síntomas. Es fundamental registrar la hora exacta de cada administración.
    - Efectos secundarios leves y transitorios, como palidez, temblor, inquietud o taquicardia, son comunes tras la administración de adrenalina y reflejan una activación farmacológica efectiva dentro del rango terapéutico.

Referencias

- Simons FE, Ardusso LR, Bilò MB, El-Gamal YM, Ledford DK, Ring J, *et al.* World Allergy Organization guidelines for the assessment and management of anaphylaxis. *World Allergy Organ J.* 2011;4(2):13–37. doi:10.1097/WOX.0b013e318211496c.

- Australasian Society of Clinical Immunology and Allergy. *Guidelines: acute management of anaphylaxis* [Internet]. Sydney: ASCIA; 2022 [fecha de consulta: 21 de noviembre de 2025]. Disponible en: https://www.allergy.org.au/hp/papers/acute-management-of-anaphylaxis

31. ¿Qué otras actuaciones de soporte son necesarias en la fase aguda de una reacción alérgica grave?

En la fase aguda de una reacción alérgica grave deben aplicarse medidas de soporte vital junto con la administración precoz de adrenalina intramuscular:

Monitorización continua y evaluación ABCDE:

a. **(Vía aérea):** asegurar permeabilidad; aspirar secreciones si es necesario. Preparar intubación si hay obstrucción.

b. **(Ventilación):** administrar oxígeno con mascarilla de alto flujo, mantener $SatO_2$ > 95 %.

c. **(Circulación):** canalizar vía IV, iniciar fluidoterapia con suero fisiológico 0,9 % a razón de 20 ml/kg en 15-20 min (máx. 1 L en adultos en 30 min). Repetir según respuesta.

d. **(Neurológico):** valorar nivel de consciencia.

e. **(Examen general):** revisar piel, mucosas y signos sistémicos.

Tratamiento farmacológico adyuvante (no sustituye a la adrenalina):

f. **Antihistamínicos IV lentos:**

- Adultos: 1 ampolla de dexclorfeniramina (Polaramine®) 5 mg.
- Niños/as a partir de 2 años: 0,1 - 0,15 mg/kg (máx. 5 mg) de Polaramine®.

g. **Corticoides IV:**

- Adultos: metilprednisolona 80 mg (equivalente a 2 ampollas de Urbason® 40 mg).
- Niños/as: 1 - 2 mg/kg (máx. 80 mg).

Medidas adicionales:

h. En casos seleccionados con reacción local importante, puede valorarse colocar un torniquete proximal de forma transitoria, aflojándolo cada 5-10 min.

i. Adrenalina diluida 1:10.000 por vía intravenosa lenta: reservada para pacientes sin respuesta a dosis repetidas de adrenalina intramuscular, bajo monitorización intensiva y por personal con experiencia.

Referencias

- Simons FE, Ardusso LR, Bilò MB, El-Gamal YM, Ledford DK, Ring J, *et al.* World Allergy Organization guidelines for the assessment and management of anaphylaxis. *World Allergy Organ J.* 2011;4(2):13–37. doi:10.1097/WOX.0b013e318211496c.
- Muraro A, Worm M, Alviani C, Cardona V, DunnGalvin A, Garvey LH, *et al.* EAACI guidelines: Anaphylaxis (2021 update). *Allergy.* 2022;77(2):357–77. doi:10.1111/all.15032.
- Resuscitation Council UK. *Emergency treatment of anaphylaxis: guidelines for healthcare providers* [Internet]. London: RCUK; 2021 [fecha de consulta: 21 de noviembre de 2025]. Disponible en: https://www.resus.org.uk/library/additional-guidance/guidance-anaphylaxis

32. ¿Qué hacemos una vez superada la fase aguda en el paciente con reacción alérgica grave?

Tras superar la fase aguda de una reacción alérgica grave, deben cumplirse las siguientes medidas:

- **Observación hospitalaria:** todo paciente debe ser derivado a urgencias, incluso si presenta una recuperación inicial completa. La observación debe mantenerse al menos 4-8 horas (y hasta 24 horas en casos graves) debido al riesgo de reacciones bifásicas.
- **Autoinyectores de adrenalina:** la prescripción sistemática no está indicada tras anafilaxia secundaria a vacunas. Solo se recomienda en situaciones especiales, como:
  - Reacciones a vacunas que contienen polietilenglicol (PEG) (por ejemplo, vacunas de ARNm frente a la COVID-19).
  - Riesgo previsible de nueva exposición al alérgeno fuera de un entorno sanitario controlado.
- **Derivación a alergología:** todos los pacientes deben ser remitidos a un alergólo-

go para evaluación, estudio de sensibilización y planificación de futuras vacunaciones (que, en algunos casos, deberán realizarse en ámbito hospitalario).

- **Registro y notificación:** las reacciones anafilácticas tras vacunas deben notificarse individualmente al Sistema Español de Farmacovigilancia de Medicamentos de Uso Humano (SEFV-H) mediante el formulario electrónico de sospechas de RAM.
- **Informe clínico:** el paciente debe recibir un informe con los detalles del episodio y las recomendaciones para el seguimiento.

Referencias

- Cardona V, Ansotegui IJ, Arias-Cruz A, Arroabarren E, Carballada F, *et al. Guía de actuación en anafilaxia* GALAXIA 2022. Madrid: Sociedad Española de Alergología e Inmunología Clínica (SEAIC); 2022 [fecha de consulta: 21 de noviembre de 2025]. Disponible en: https://www.seaic.org/profesionales/galaxia
- Simons FE. Anaphylaxis: Emergency treatment [Internet]. Waltham (MA): UpToDate; 2024 [fecha de consulta: 21 de noviembre de 2025]. Disponible en: https://www.uptodate.com/contents/anaphylaxis-emergency-treatment
- Moreno-Pérez D, Cilleruelo Ortega MJ, Garcés-Sánchez M, Llorente Gómez de Segura M, Garrote Llanos E, *et al.* Reacciones adversas a las vacunas antiinfecciosas. In: Comité Asesor de Vacunas de la Asociación Española de Pediatría. Manual de vacunas en línea de la AEP [Internet]. Madrid: AEP; 2024 [fecha de consulta: 21 de noviembre de 2025]. Disponible en: https://vacunasaep.org/documentos/manual/cap-4

33. ¿Existe riesgo de que una vacuna provoque la enfermedad que previene en pacientes inmunocomprometidos?

En general, las vacunas no producen la enfermedad frente a la que protegen. Sin embargo, las vivas atenuadas contienen microorganismos debilitados que, en pacientes inmunocomprometidos, pueden replicarse y originar una infección. Habitualmente se trata de cuadros más leves que los causados por el patógeno «salvaje», pero con potencial de producir complicaciones similares. Esto ocurre porque el sistema inmunitario no logra generar una respuesta suficientemente rápida e intensa.

Por este motivo, las vacunas vivas atenuadas están contraindicadas en la mayoría de estos pacientes.

En cambio, las vacunas inactivadas (virus o bacterias muertos, fragmentos proteicos, polisacáridos o ARNm) no tienen capacidad de replicarse ni de causar la enfermedad en ningún paciente, incluidos los inmunocomprometidos.

Referencias

- CDC. Chapter 1: Principles of vaccination [Internet]. Epidemiology and Prevention of Vaccine-Preventable Diseases. 2024 [fecha de consulta: 16 de septiembre de 2025]. Disponible en: https://www.cdc.gov/pinkbook/hcp/table-of-contents/chapter-1-principles-of-vaccination.html

34. ¿Cómo deben conservarse las vacunas?

Las vacunas son productos biológicos sensibles a la luz, la humedad y, especialmente, a la temperatura. Se deben mantener en el embalaje original, protegidas de la luz y la humedad, respetando la fecha de caducidad.

La mayoría de las vacunas deben conservarse en refrigeración entre +2 y +8 ºC. Por debajo de 0 °C se congelan y se produce una inactivación irreversible y cuando la temperatura sube por encima de 8 °C se produce una pérdida de potencia en función del tiempo y temperatura máxima alcanzada que es irreversible y acumulativa.

El control de la cadena del frío es fundamental. Se recomienda utilizar frigoríficos específicos para vacunas y comprobar diariamente la temperatura (Tª) al inicio de la jornada y al final de la misma (Tª máxima y mínima) para verificar que se encuentre en el rango oportuno, a través del uso de registradores continuos de temperatura.

Referencias

- World Health Organization. Immunization in practice: a practical guide for health staff, 2015 update. World Health Organization. [fecha de consulta: 21 de noviembre de 2025]. Disponible en: https://iris.who.int/handle/10665/193412

- Manual de vacunaciones e inmunizaciones. [Internet]. Euskadi. Eusko Jaurlaritzaren Argitalpen Zerbitzu Nagusia; 2024; Capítulo 2.3: control de cadena de frío y almacenamiento de vacunas y productos inmunizantes; p. 45-53. [fecha de consulta: 21 de noviembre de 2025]. Disponible en: https://www.euskadi.eus/informacion/manual-devacunaciones/web01-a2gaixo/es/

35. ¿Cuál es la vía de administración más adecuada de las vacunas?

Existen 5 vías de administración que varían según la vacuna o el producto inmunizante:

Vía de administración	Ejemplos de vacunas / Productos inmunizantes	Comentarios adicionales
Oral	Rotavirus, polio (oral), cólera, fiebre tifoidea (oral)	Administración por vía bucal
Intranasal	Vacuna antigripal (intranasal)	Aplicada mediante aerosol nasal
Subcutánea	Triple vírica (TV), varicela, fiebre amarilla	Inyección en el tejido subcutáneo
Intradérmica	BCG, MPOX	Inyección en la dermis, generalmente en la cara anterior del brazo
Intramuscular	Mayoría de las vacunas	Vía de elección habitual. En mayores de 18 meses y adultos, el lugar recomendado es el músculo deltoides

Referencias

- CDC. Chapter 1: Principles of vaccination [Internet]. Epidemiology and Prevention of Vaccine-Preventable Diseases. 2024 [fecha de consulta: 16 de septiembre de 2025]. Disponible en: https://www.cdc.gov/pinkbook/hcp/table-of-contents/chapter-1-principles-of-vaccination.html
- *Manual de vacunaciones e inmunizaciones*. [Internet]. Euskadi. Eusko Jaurlaritzaren Argitalpen Zerbitzu Nagusia; 2024; Capítulo 2.2: técnicas de administración de vacunas y productos inmunizantes; p. 37-44. [fecha de consulta: 21 de noviembre de 2025]. Disponible en: https://www.euskadi.eus/informacion/manual-de-vacunaciones/web01-a2gaixo/es/

36. Algunas vacunas en su ficha técnica permiten dos vías de administración, la intramuscular y la subcutánea. ¿Es indiferente la utilización de cualquier de las dos vías?

En general en estos casos, la vía intramuscular es la de administración preferente. Esto se debe a que cuando se administra por la vía subcutánea, tendremos más probabilidad de producir reacción local, de generar dolor y además la vacuna será menos inmunógena por la posibilidad de administrarla en tejido graso subcutáneo muy poco vascularizado. Esto es especialmente importante en nuestro paciente inmunocoprometido con mayor riesgo de infección grave y mayor probabilidad de una baja respuesta a la vacunación.

Referencias

- Zuckerman JN. The importance of injecting vaccines into muscle. Different patients need different needle sizes. *BMJ*. 2000 Nov 18;321(7271):1237-8. doi: 10.1136/bmj.321.7271.1237. PMID: 11082069; PMCID: PMC1118997.
- Ballester Torrens Mdel M, Aballí Acosta M, Maudos Pérez MT, Iglesias Pérez B, Casajuana Brunet J, Losada Doval G, *et al.* Utilización de la vía intramuscular para la administración de la vacuna antigripal en pacientes que reciben anticoagulantes orales [Intramuscular route for the administration of the anti-flu vaccine in patients receiving oral anticoagulation therapy]. *Med Clin* (Barc). 2005 Mar 5;124(8):291-4. Spanish. doi: 10.1157/13072321. PMID: 15755389.

37. ¿Debo utilizar la vía subcutánea, cuando está permitido en ficha técnica, para los pacientes anticoagulados o antiagregados?

En estos pacientes la vía preferente sigue siendo la intramuscular. Algunos estudios han demostrado mayor frecuencia de efectos adversos locales en pacientes anticoagulados cuando se utiliza la vía de administración subcutánea frente a la intramuscular.

Referencias

- Ballester Torrens Mdel M, Aballí Acosta M, Maudos Pérez MT, Iglesias Pérez B, Casajuana Brunet J, Losada Doval G, *et al.* Utilización de la vía intramuscular para la administración de la vacuna antigripal en pacientes que reciben anticoagulantes orales [Intramuscular route for the administration of the anti-flu vaccine in patients receiving oral anticoagulation therapy]. *Med Clin* (Barc). 2005 Mar 5;124(8):291-4. Spanish. doi: 10.1157/13072321. PMID: 15755389.

38. ¿Cuándo debo utilizar la vía subcutánea en aquellas vacunas en las que está permitido por ficha técnica frente a la vía de administración intramuscular?

La vía de administración subcutánea debe reservarse para aquellos pacientes que presenten defectos importantes de la coagulación que contraindiquen la utilización de la vía intramuscular. Estos defectos son frecuentes en algunos pacientes hematológicos o que reciben quimioterapias intensas y padecen citopenias que afectan a la serie plaquetar, también en algunos pacientes con púrpura trombopénica en el que el propio sistema inmune ataca y destruye las plaquetas del paciente o en el caso de la microangiopatía trombótica donde se agota el pool de plaquetas por la creación de pequeños trombos en vasos de pequeño calibre.

Referencias

- Rubin LG, Levin MJ, Ljungman P, Davies EG, Avery R, Tomblyn M, *et al.* 2013 IDSA clinical practice guideline for vaccination of the immunocompromised host. Clinical infectious diseases: an official publication of the Infectious Diseases Society of America. 2014;58(3):309-18.

39. Los pacientes inmunocomprometidos con frecuencia presentan una bajada de plaquetas. ¿Es seguro administrar vacunas intramusculares cuando nuestro paciente tiene las plaquetas bajas?

La experiencia clínica y recomendaciones sugieren que la administración de inyecciones intramusculares es segura en pacientes con unas cifras de plaquetas mayores de 30.000 a 50.000 cel./mm^3.

En estos casos se recomienda una aguja fina (menor de 23G) y presionar en el punto de inyección durante 2 minutos tras el pinchazo.

Referencias

- Rubin LG, Levin MJ, Ljungman P, Davies EG, Avery R, Tomblyn M, *et al.* 2013 IDSA clinical practice guideline for vaccination of the immunocompromised host. Clinical infectious diseases: an official publication of the Infectious Diseases Society of America. 2014;58(3):309-18.

40. ¿Debo pasar a administrar la vacuna por vía subcutánea cuando mi paciente inmunocomprometido presenta bajas las plaquetas o está antiagregado o anticoagulado?

El tejido subcutáneo está menos vascularizado que el muscular. Las vacunas administradas por la vía subcutánea producen mayor reacción local, especialmente granulomas subcutáneos y además producen una peor respuesta inmune por lo que siempre que sea posible se utilizará la vía intramuscular como la prioritaria.

En los pacientes con un recuento de plaquetas inferior a 30.000 por mililitro, puede valorarse la administración de algunas vacunas por la vía subcutánea ya que no todas las vacunas permiten esta vía de administración. Las vacunas que permiten la administración por vía subcutánea además de intramuscular son:

- EFLUELDA CUATRIVALENTE
- VAXIGRIP TETRA
- ENGERIX-B
- HBVAXPRO
- HIBERIX
- PNEUMOVAX 23
- PREVENAR 13
- PREVENAR 20
- IMOVAX POLIO
- DIFTAVAX
- BOOSTRIX

- TRIAXIS
- VAQTA 50/25
- MMRVAXPRO
- VARIVAX
- VARILRIX
- TYPHIM Vi

Referencias

- Seale JR. Importance of injecting vaccines into muscle. Parenteral vaccines must be given subcutaneously in patients with congenital bleeding disorders. *BMJ*. 2001 Feb 10;322(7282):364. PMID: 11229380; PMCID: PMC1119591.
- Ballester Torrens Mdel M, Aballí Acosta M, Maudos Pérez MT, Iglesias Pérez B, Casajuana Brunet J, Losada Doval G, *et al.* Utilización de la vía intramuscular para la administración de la vacuna antigripal en pacientes que reciben anticoagulantes orales [Intramuscular route for the administration of the anti-flu vaccine in patients receiving oral anticoagulation therapy]. *Med Clin* (Barc). 2005 Mar 5;124(8):291-4. Spanish. doi: 10.1157/13072321. PMID: 15755389.
- **Fichas técnicas vacunas**
  - Ficha técnica EFLUELDA TETRA [Disponible en: https://cima.aemps.es/cima/dochtml/ft/85068/FT_85068.htm]
  - Ficha técnica VAXIGRIP TETRA [Disponible en: https://cima.aemps.es/cima/dochtml/ft/81098/ft_81098.html]
  - Ficha técnica ENGERIX-B [Disponible en: https://cima.aemps.es/cima/dochtml/ft/60653/FichaTecnica_60653.html]
  - Ficha técnica HBVAXPRO [Disponible en: https://cima.aemps.es/cima/dochtml/ft/01183015/FT_01183015.html]
  - Ficha técnica HIBERIX [Disponible en: https://cima.aemps.es/cima/pdfs/es/ft/61834/FichaTecnica_61834.html.pdf]
  - Ficha técnica PNEUMOVAX 23 [Disponible en: https://cima.aemps.es/cima/dochtml/ft/63828/fichatecnica_63828.html]

- Ficha técnica PREVENAR 13 [Disponible en: https://cima.aemps.es/cima/dochtml/ft/09590002/ft_09590002.html]
- Ficha técnica IMOVAX POLIO [Disponible en: https://cima.aemps.es/cima/dochtml/ft/85324/FT_85324.html]
- Ficha técnica DIFTAVAX [Disponible en: https://cima.aemps.es/cima/dochtml/p/61025/Prospecto_61025.html]
- Ficha técnica BOOSTRIX [Disponible en: https://cima.aemps.es/cima/dochtml/ft/63684/FichaTecnica_63684.html]
- Ficha técnica TRIAXIS [Disponible en: https://cima.aemps.es/cima/dochtml/ft/81067/ft_81067.html]
- Ficha técnica VAQTA 50 [Disponible en: https://cima.aemps.es/cima/dochtml/ft/61601/FichaTecnica_61601.html]
- Ficha técnica VAQTA 25 [Disponible en: https://cima.aemps.es/cima/dochtml/ft/61603/FichaTecnica_61603.html]
- Ficha técnica MMRVAXPRO [Disponible en: https://cima.aemps.es/cima/dochtml/ft/06337011/ft_06337011.html]
- Ficha técnica VARIAX [Disponible en: https://cima.aemps.es/cima/dochtml/ft/65709/FichaTecnica_65709.html]
- Ficha técnica VARILRIX [Disponible en: https://cima.aemps.es/cima/pdfs/es/ft/61671/FichaTecnica_61671.html.pdf]
- Ficha técnica TYPHIM Vi [Disponible en: https://cima.aemps.es/cima/dochtml/ft/61509/FichaTecnica_61509.html]

41. ¿Debo hacer alguna recomendación especial a mi paciente inmunocomprometido el día que le administro la vacuna?

El día de vacunación se puede hacer vida normal: conducir, mantener su dieta habitual y realizar sus actividades cotidianas.

La movilización del brazo en el cual se ha recibido la vacuna, especialmente del músculo deltoide, puede contribuir a disminuir la probabilidad de padecer una reacción local, por favorecer la circulación sanguínea en la zona. Además, recordar la necesidad de:

- Notificar cualquier reacción adversa inesperada o grave.
- Mantener las medidas preventivas habituales frente a infecciones, ya que la vacuna puede tardar semanas en inducir una protección adecuada.

Referencias

- Lee VY, Booy R, Skinner SR, Fong J, Edwards KM. The effect of exercise on local and systemic adverse reactions after vaccinations - Outcomes of two randomized controlled trials. *Vaccine*. 2018;36(46):6995-7002. doi: 10.1016/j.vaccine.2018.09.067.

42. ¿Cómo consigo la menor reactogenicidad posible al vacunar a mi paciente inmunocomprometido?

La técnica de administración de las vacunas puede reducir la reactogenicidad.

En general se recomienda:

a. **Vía de administración:** intramuscular, preferible a la subcutánea, ya que disminuye las reacciones locales.

b. **Lugar de inyección:** músculo deltoides en adolescentes y adultos; músculo vasto externo (cara anterolateral del muslo) en lactantes y niños pequeños.

c. **Aguja:** seleccionar la longitud apropiada según edad, peso y masa muscular, para asegurar que el preparado llegue al tejido muscular.

d. **Técnica:** aplicar en ángulo de 90° con el músculo relajado.

Referencias

- Petousis-Harris H. Vaccine injection technique and reactogenicity--evidence for practice. *Vaccine*. 2008;26(50):6299-304. doi: 10.1016/j.vaccine.2008.08.052
- Zuckerman JN. The importance of injecting vaccines into muscle. Different patients need different needle sizes. *BMJ*. 2000;321(7271):1237-8. doi: 10.1136/bmj.321.7271.1237.

43. ¿Hay algunas vacunas que no se deban coadministrar porque disminuya su efecto o produzcan mayor reactogenicidad?

Se han observado interacciones entre varias vacunas como algunas antimeningocócicas y neumocócicas por compartir la misma proteína con la que son conjugadas. Otras interacciones han sido estudiadas y no se ha objetivado interferencia cuando la vacuna se coadministra, como es el caso de las vacunas frente a zóster y neumococo conjugada, neumococo y COVID o las combinaciones entre gripe, y COVID-19 y vacuna frente a al virus respiratorio sincitial. Algunas interacciones no han sido evaluadas. El significado que estas interacciones en las que se ha demostrado menor respuesta para algunos de los subtipos de los agentes es desconocido en la práctica clínica.

En los pacientes inmunocomprometidos, rara vez contamos con el tiempo suficiente como para poder ajustar las pautas a estas interacciones debido al inicio inminente de tratamientos inmunosupresores.

Por tanto, a pesar de que no existen datos de coadministración con otras vacunas en todos los casos o en el caso de disponerlos, al no saber exactamente la repercusión clínica de una posible menor respuesta, debe valorarse individualmente la coadministración de las vacunas atenuadas o inactivadas en función de las necesidades del individuo o riesgos de oportunidades perdidas de vacunación.

Por tanto, es seguro administrar más de una vacuna en la misma visita, ya que ayuda a mantener a los pacientes actualizados en vacunas. Todas las vacunas pueden administrarse simultáneamente, pero en diferentes lugares anatómicos.

Referencias

- Grupo de trabajo de vacunación frente a neumococo en el adulto. Red de vacunas, Sociedad Española de Medicina Preventiva, Salud Pública y Gestión Sanitaria. Documento de la SEMPSPGS sobre vacunación frente a neumococo en el adulto, marzo 2023 The pink book Centers for Disease Control and Prevention. Epidemiology and Prevention of Vaccine-Preventable Diseases. Atkinson W, Wolfe S, Hamborsky J (eds.). Chapter 6. Vaccine administration. 14th ed. Washington DC: Public Health Foundation, 2021. Update August 2021
- *Manual de vacunaciones e inmunizaciones.* [Internet]. Euskadi. Eusko Jaurlaritzaren Argitalpen Zerbitzu Nagusia; 2024; Capítulo 2.2: técnicas de administra-

ción de vacunas y productos inmunizantes; p. 37-44 [fecha de consulta: 21 de noviembre de 2025]. Disponible en: https://www.euskadi.eus/informacion/manual-de-vacunaciones/web01-a2gaixo/es/

44. ¿Cómo deben administrarse las vacunas cuando se ponen en el mismo día?

Cuando se administra más de una vacuna en un mismo acto, es preferible administrarlas en lugares anatómicos diferentes. Si debe administrarse en la misma extremidad, la distancia entre los pinchazos debe ser de al menos 2,5 cm.

Las vacunas más reactivas y más propensas a causar reacción en el lugar de inyección deben administrarse en diferentes extremidades, si es posible.

Referencias

- CDC. Chapter 1: Principles of vaccination [Internet]. Epidemiology and Prevention of Vaccine-Preventable Diseases. 2024 [fecha de consulta: 16 de septiembre de 2025]. Disponible en: https://www.cdc.gov/pinkbook/hcp/table-of-contents/chapter-1-principles-of-vaccination.htm
- *Manual de vacunaciones e inmunizaciones.* [Internet]. Euskadi. Eusko Jaurlaritzaren Argitalpen Zerbitzu Nagusia; 2024; Capítulo 2.2: técnicas de administración de vacunas y productos inmunizantes; pag. 37-44. [fecha de consulta: 21 de noviembre de 2025]. Disponible en: https://www.euskadi.eus/informacion/manual-de-vacunaciones/web01-a2gaixo/es/

45. ¿Dónde se puede acudir para obtener información actualizada y fiable sobre vacunas?

Algunas fuentes a las que se puede acudir son:

1. **Asociación Nacional de Enfermería y Vacunas (ANENVAC).** Sitio web: https://www.enfermeriayvacunas.es/
2. **Asociación Española de Vacunología (AEV).** Ofrece formación e información sobre vacunas al público general y a profesionales. Sitio web: https://vacunas.org/

3. **Agencia Española de Medicamentos y Productos Sanitarios (AEMPS).** Agencia estatal adscrita al Ministerio de Sanidad, responsable de garantizar la calidad, seguridad, eficacia y correcta información de los medicamentos y productos sanitarios. Sitio web: https://www.aemps.gob.es/
4. **Sociedad Española de Medicina Preventiva, Salud Pública y Gestión Sanitaria (SEMPSPGS).** Sitio web: https://www.sempspgs.es/
5. **Ministerio de Sanidad.** Sitio web: https://www.sanidad.gob.es/
6. **Asociación Española de Pediatría (AEP).** Sitio web: https://www.aeped.es/
7. **Advisory Committee on Immunization Practices (ACIP).** Sitio web: https://www.cdc.gov/acip/index.html
8. **Organización Mundial de la Salud (OMS).** Sitio web: https://www.who.int/es
9. **Food and Drug Administration (FDA).** Sitio web: https://www.fda.gov/
10. **Agencia Europea de Medicamentos (EMA).** Sitio web: https://europeanunion.europa.eu/

46. ¿Se puede vacunar a un paciente con fiebre, neumonía o algún proceso infeccioso agudo?

En general, la sintomatología leve no contraindica la administración de una vacuna. En casos moderados o graves, es recomendable posponer la vacunación hasta que el paciente esté estable y el proceso agudo resuelto, pero debe valorarse el riesgo-beneficio de forma individualizada.

Referencias

- Comité Asesor de Vacunas e Inmunizaciones (CAV-AEP). Seguridad de las inmunizaciones. Contraindicaciones y precauciones. Manual de inmunizaciones en línea de la AEP [Internet]. Madrid: AEP; abr/2025. [fecha de consulta: 19 de mayo de 2025]. Disponible en: http://vacunasaep.org/documentos/manual/cap-3

47. ¿Cuál es el antiséptico más recomendado para desinfectar la piel antes de la administración de la vacuna? ¿Puede el alcohol afectar a la eficacia de la misma? ¿Y si la vacuna es atenuada?

En la mayoría de los casos, si la piel está limpia no es necesario limpiarla ulteriormente antes de vacunar. Si está visiblemente sucia, se recomienda lavar con agua y jabón.

Cuando se utiliza un antiséptico, la opción más habitual es el alcohol isopropílico al 70 %. Es importante dejar secar completamente la piel antes de la inyección. El beneficio principal del alcohol es reducir la carga bacteriana, aunque no se ha demostrado que disminuya de manera significativa la incidencia de infecciones en el lugar de la inyección.

No suele recomendarse el uso de alcohol u otros desinfectantes en el caso de las vacunas vivas atenuadas, por posible riesgo de inactivación de la vacuna.

Referencias

- The Green Book. Immunisation against infectious disease. Department of Health. UK. 2021. Chapter 1: Immunity and how vaccines work. Disponible en: https://www.gov.uk/government/publications/immunity-and-how-vaccines-work-the-green-book-chapter-1
- Comité Asesor de Vacunas e Inmunizaciones (CAV-AEP). Inmunología e inmunizaciones. Manual de inmunizaciones en línea de la AEP [Internet]. Madrid: AEP; abr/2024. [fecha de consulta: 19 de mayo de 2025]. Disponible en: https://vacunasaep.org/documentos/manual/cap-5
- *Manual de vacunaciones e inmunizaciones.* [Internet]. Euskadi. Eusko Jaurlaritzaren Argitalpen Zerbitzu Nagusia; 2024; Capítulo 2.1: procedimientos de enfermería en inmunización; pag. 31-36. [fecha de consulta: 21 de noviembre de 2025]. Disponible en: https://www.euskadi.eus/informacion/manual-de-vacunaciones/web01-a2gaixo/es/

48. ¿El disolvente es lo mismo que el adyuvante?

No. El disolvente o diluyente es el líquido que se utiliza para reconstituir el vial de la vacuna inmediatamente antes de su uso, como por ejemplo agua estéril.

En cambio, el adyuvante es una sustancia incluida en la propia vacuna durante su fabricación con el fin de potenciar la respuesta inmunitaria frente al antígeno. Los adyuvantes más habituales son las sales de aluminio, aunque también se emplean otros como AS01 o MF59.

Referencias

- Organización Mundial de la Salud. ¿Cómo se desarrollan las vacunas? [Internet]. https://www.who.int/es/emergencies/diseases/novel-coronavirus-2019/covid-19-vaccines/how-are-vaccines-developed
- Ginebra: OMS; 2020 [fecha de consulta: 21 de noviembre de 2025]. Disponible en: https://www.who.int/es/emergencies/diseases/novel-coronavirus-2019/covid-19vaccines/how-are-vaccinesdeveloped#:~:text=Un%20diluyente%20es%20un%20l%C3%ADquido,generalizado%20es%20el%20agua%20esterilizada.&text=Adem%C3%A1s%2C%20algunas%20vacunas%20contienen%20coadyuvantes

49. ¿Qué es una dosis de recuerdo (booster) y por qué se administra?

La vacunación induce una respuesta inmunitaria con producción de anticuerpos y células de memoria. Sin embargo, con el tiempo, los niveles de anticuerpos tienden a descender y la memoria inmunológica puede no ser suficiente para garantizar protección duradera. Las dosis de recuerdo (*booster*) permiten reactivar el sistema inmunitario, generando una respuesta secundaria más rápida, intensa y prolongada que refuerza la protección. Este refuerzo resulta especialmente importante en pacientes inmunocomprometidos, en los que tanto la duración de la respuesta inmunitaria como la eficacia de la memoria inmunológica pueden estar reducidas.

Referencias

- Elke Leuridan, Pierre Van Damme, Hepatitis B and the Need for a Booster Dose,

Clinical Infectious Diseases, Volume 53, Issue 1, 1 July 2011, Pages 68–75, https://doi.org/10.1093/cid/cir270

- Van Damme, Pierre; Van Herck, Koen (1 March 2007). «A review of the long-term protection after hepatitis A and B vaccination». *Travel Medicine and Infectious Disease*. 1st International Conference of Travel Medicine and Infectious Disease 1st International Conference of Travel Medicine and Infectious Disease. (2): 79–84.

50. ¿Qué es un estudio de efecto booster y para qué se realiza?

El estudio del efecto *booster* (o prueba de respuesta secundaria) se utiliza en pacientes en los que se sabe o se sospecha que recibieron la primovacunación completa frente a una enfermedad (por ejemplo, hepatitis B), pero actualmente no presentan anticuerpos detectables en suero.

Esta situación puede deberse a dos causas:

- Que el paciente haya desarrollado inmunidad en su momento, pero con el paso del tiempo los anticuerpos circulantes hayan descendido por ausencia de estímulo antigénico.
- Que nunca haya generado una respuesta inmunitaria (humoral) adecuada tras la vacunación inicial.

Para diferenciar ambos escenarios, se administra una dosis de vacuna y se evalúa la respuesta serológica. Una respuesta rápida, intensa y específica indica la activación de la memoria inmunológica y se interpreta como una respuesta secundaria. En ese caso, se considera que el paciente está correctamente inmunizado y no es necesario reiniciar la serie vacunal.

Si tras administrar la dosis de vacuna no aparece una respuesta rápida e intensa (es decir, no hay anticuerpos medibles en el plazo esperado), debe reiniciarse la serie completa de vacunación, considerando la dosis administrada como primera dosis de la pauta y siguiendo el esquema oficial para la vacuna en cuestión.

Referencias

- Bagheri-Jamebozorgi M, Keshavarz J, Nemati M, Mohammadi-Hossainabad S, Rezayati

- MT, Nejad-Ghaderi M, Jamalizadeh A, Shokri F, Jafarzadeh A. The persistence of antiHBs antibody and anamnestic response 20 years after primary vaccination with recombinant hepatitis B vaccine at infancy. *Hum Vaccin Immunother.* 2014;10(12):3731-6. doi: 10.4161/hv.34393. PMID: 25483689; PMCID: PMC4514033.

- Zanetti AR, Mariano A, Romanò L, D'Amelio R, Chironna M, Coppola RC, Cuccia M, Mangione R, Marrone F, Negrone FS, Parlato A, Zamparo E, Zotti C, Stroffolini T, Mele A; Study Group. Long-term immunogenicity of hepatitis B vaccination and policy for booster: an Italian multicentre study. *Lancet.* 2005 Oct 15-21;366(9494):1379-84. doi: 10.1016/S0140-6736(05)67568-X. PMID: 16226616.

CAPÍTULO 2

SIN MIEDO A LAS ATENUADAS

CAPÍTULO 2

SIN MIEDO A LAS ATENUADAS

51. ¿Se debe administrar vacunas de virus vivos atenuados a un paciente inmunocomprometido?

No se deben administrar vacunas de virus vivos atenuados a pacientes inmunodeprimidos; salvo en circunstancias muy específicas y valorando el riesgo beneficio, el uso se debe evaluar caso por caso, considerando el nivel de inmunosupresión.

Referencias

Rivero Calle I, Del Rosal Rabes T, Garrote Llanos E, Núñez Cuadros E, Navarro Gómez ML, Ramos Amador JT, Calvo C, Álvarez García F; Grupo de colaboradores del Documento de Consenso SEIP-CAV de la AEP. Consensus document of the Spanish Society of Paediatric Infectious Diseases and the Advisory Committee on Vaccines of the Spanish Association of Pediatrics for vaccination of immunosuppressed individuals. *An Pediatr* (Engl Ed). 2023 Dec;99(6):403-421. doi: 10.1016/j.anpede.2023.11.009. Epub 2023 Dec 5. PMID: 38057232.

52. ¿En qué casos están contraindicadas las vacunas atenuadas?

Las vacunas de virus vivos atenuados están contraindicadas en los siguientes casos:

- Una hipersensibilidad o reacción alérgica grave previa a la vacuna o a alguno de sus componentes es una contraindicación permanente.
- Embarazo: se deben evitar durante el mismo y además se deben utilizar métodos anticonceptivos eficaces hasta pasado un mes de la administración de la vacuna atenuada.

- Situación de inmunodeficiencia grave.
- Terapia inmunosupresora en curso, incluyendo corticoides. Además, como norma general, no debe administrarse la vacuna a menos que pueda garantizarse un periodo de un mes hasta el inicio de una terapia inmunosupresora.
- Ante la presencia de fiebre ≥ 38,5 °C debe posponerse la vacunación; sin embargo, una fiebre inferior no es por sí misma una contraindicación a la vacunación.

Referencias

- Comité Asesor de Vacunas e Inmunizaciones (CAV-AEP). Seguridad de las inmunizaciones. Contraindicaciones y precauciones. Manual de inmunizaciones en línea de la AEP [Internet]. Madrid: AEP; abr/2025. [fecha de consulta: 19 de mayo de 2025]. Disponible en: http://vacunasaep.org/documentos/manual/cap-3
- Ficha técnica European Medicines Agency. M-M-RVAXPRO: measles, mumps and rubella vaccine. London: EMA; [fecha de consulta: 21 de noviembre de 2025]. Disponible en: https://www.ema.europa.eu/en/medicines/human/EPAR/m-m-rvaxpro

53. ¿Se puede administrar una vacuna de virus vivos atenuados a un paciente que tiene previsto comenzar un inmunosupresor?

Sí, cuando el inicio del tratamiento no es inmediato se pueden administrar. Estas vacunas no deben administrarse en las 4 semanas previas al inicio del tratamiento inmunosupresor. Una vez finalizado el tratamiento, se debe esperar un periodo mínimo antes de administrar vacunas atenuadas, que varía según el fármaco utilizado.

Referencias

- Rubin LG, Levin MJ, Ljungman P, Davies EG, Avery R, Tomblyn M, *et al.* 2013 IDSA clinical practice guideline for vaccination of the immunocompromised host. *Clin Infect Dis.* 2014;58(3):e44–100. doi:10.1093/cid/cit684.
- Rivera-Izquierdo M, Valero-Ubierna MDC, Nieto-Gómez P, Martínez-Bellón MD, Fernández-Martínez NF, Barranco-Quintana JL. Vaccination in patients under monoclonal antibody treatment: an updated comprehensive review. *Expert Rev Vaccines.* 2020 Aug;19(8):727-744. doi: 10.1080/14760584.2020.1800462. Epub 2020 Aug 10. PMID: 32702246.

54. ¿Se puede administrar vacunas atenuadas a un paciente que recibe corticoides?

En el contexto del uso de corticoides, se considera dosis inmunosupresora cuando el paciente recibe una dosis diaria de 20 mg o más de prednisona (o de su equivalente) durante un periodo igual o superior a 14 días. En pacientes con un peso inferior a 10 kg, este umbral se establece en 2 mg/kg/día.

Por otro lado, no se consideran inmunosupresores los siguientes regímenes:

- Tratamientos de duración inferior a 14 días.
- Dosis bajas o moderadas, es decir, menos de 20 mg/día de prednisona o equivalente.
- bolo de corticoides aislado (metilprednisolona intravenosa a dosis de 500-1000 mg una vez al día durante uno a cinco días, sin pauta descendente),
- Terapia sustitutiva de mantenimiento con dosis fisiológicas.
- Administración por vía tópica, inhalada o intraarticular.

Referencias

- CDC. Altered immunocompetence [Internet]. Vaccines & Immunizations. 2024 [fecha de consulta: 18 de marzo de 2025]. Disponible en: https://www.cdc.gov/vaccines/hcp/imz-bestpractices/altered-immunocompetence.html
- Rivera-Izquierdo M, Valero-Ubierna MDC, Nieto-Gómez P, Martínez-Bellón MD, Fernández-Martínez NF, Barranco-Quintana JL. Vaccination in patients under monoclonal antibody treatment: an updated comprehensive review. *Expert Rev Vaccines*. 2020 Aug;19(8):727-744. doi: 10.1080/14760584.2020.1800462. Epub 2020 Aug 10. PMID: 32702246.

55. ¿Existe algún caso en el que se pueda administrar vacunas atenuadas a pacientes inmunocomprometidos?

Sí, las vacunas atenuadas se pueden administrar con seguridad en el caso de pacientes con leucemia linfocítica crónica en tratamiento de mantenimiento, paciente VIH+ estable siempre que el valor total de linfocitos totales sea superior a 100-1.200 ml y el recuento de linfocitos T CD4 sea igual o superior a 200/ml.

Referencias

- Ficha técnica GlaxoSmithKline Inc. Varilrix: varicella virus vaccine, live, attenuated (Oka-strain). Mississauga (ON): GSK; 2023 Sep 22 [fecha de consulta: 21 de noviembre de 2025]. Disponible en: https://ca.gsk.com/media/6263/varilrix.pdf
- Comité de Vacunas de la Sociedad Española de Medicina Preventiva, Salud Pública e Higiene. Calendario de vacunaciones sistemáticas del adulto y recomendaciones de vacunación para los adultos que presentan determinadas condiciones médicas, exposiciones, conductas de riesgo o situaciones especiales. *Med Prev Salud Pública Hig.* 2014;20(2-4):1-10. Disponible en: https://sempspgs.es/wp-content/uploads/2025/05/Vol-20_2014_2-3-y-4_1-10.pdf
- Lorry G. Rubin, Myron J. Levin, Per Ljungman, E. Graham Davies, Robin Avery, Marcie Tomblyn, Athos Bousvaros, Shireesha Dhanireddy, Lillian Sung, Harry Keyserling, Insoo Kang, 2013 IDSA Clinical Practice Guideline for Vaccination of the Immunocompromised Host, *Clinical Infectious Diseases*, Volume 58, Issue 3, 1 February 2014, Pages e44–e100, https://doi.org/10.1093/cid/cit684

56. ¿Pueden administrarse simultáneamente las vacunas inactivadas o deben separarse entre sí?

Sí. Las vacunas inactivadas frente a patógenos diferentes pueden administrarse simultáneamente.

Referencias

- Kroger A, Bahta L, Long S, Sánchez P. *General Best Practice Guideliness for inmunization.* Chapter 3: Timing and Spacing of Immunobiologics. Atlanta. CDC; 2023. Disponible en: https://stacks.cdc.gov/view/cdc/124166

57. ¿Pueden administrarse las vacunas de virus vivos atenuados junto a otras vacunas inactivadas?

Sí. Las vacunas de virus vivos atenuados se pueden administrar simultáneamente a otras vacunas inactivadas.

Referencias

- Kroger A, Bahta L, Long S, Sánchez P. *General Best Practice Guideliness for inmunization*. Chapter 3: Timing and Spacing of Immunobiologics. Atlanta. CDC; 2023. Disponible en: https://stacks.cdc.gov/view/cdc/124166

58. ¿Pueden administrarse las vacunas de virus vivos atenuados simultáneamente?

Sí. Las vacunas de virus vivos atenuados se pueden administrar simultáneamente entre sí, siempre que sean vacunas frente a patógenos diferentes. En caso de que no se administren en el mismo acto, deben separarse al menos 4 semanas entre sí, aunque se trate de vacas frente a patógenos distintos.

Referencias

- Kroger A, Bahta L, Long S, Sánchez P. *General Best Practice Guideliness for inmunization*. Chapter 3: Timing and Spacing of Immunobiologics. Atlanta. CDC; 2023. Disponible en: https://stacks.cdc.gov/view/cdc/124166

59. Intervalo mínimo entre la administración no simultánea de distintas vacunas

Tipos de vacuna	Intervalo mínimo recomendado entre dosis
2 vacunas inactivadas	Ninguno. Pueden administrarse simultáneamente o con cualquier intervalo.
Inactivada y atenuada	Ninguno. Pueden administrarse simultáneamente o con cualquier intervalo.
2 atenuadas (inyectables)	Intervalo mínimo de 28 días, si no se administra simultáneamente.

Referencias

- Kroger A, Bahta L, Long S, Sánchez P. *General Best Practice Guideliness for inmunization*. Chapter 3: Timing and Spacing of Immunobiologics. Atlanta. CDC; 2023. Disponible en: https://stacks.cdc.gov/view/cdc/124166

60. ¿Puede afectar la administración de una vacuna de virus vivos atenuados al resultado de una prueba de Mantoux?

Sí, la vacunas como la triple vírica puede interferir temporalmente con la reactividad de la prueba de Mantoux (PPD), utilizada para detectar infección tuberculosa latente. Esta interferencia puede provocar falsos negativos transitorios, debido a una supresión temporal de la sensibilidad cutánea a la tuberculina.

Para evitar esta interferencia, se recomienda seguir estas pautas:

- Si la vacuna viva se administra primero, se debe esperar al menos 4 semanas antes de realizar la prueba de Mantoux.
- Si se realiza primero la prueba de Mantoux, es preferible administrar la vacuna simultáneamente o el mismo día.

Referencias

- UK Health Security Agency. Greenbook of inmunisation chapter 21 [Internet]. Reino Unido: Gov.uk; 2019 [fecha de consulta: 21 de noviembre de 2025]. Disponible en: https://assets.publishing.service.gov.uk/media/5e021b9140f0b6665e80187b/Greenbook_chapter_21_Measles_December_2019.pdf
- Ficha técnica M-M-RVAXPRO polvo y disolvente para suspensión inyectable en jeringa precargada [Internet]. Aemps.es. [fecha de consulta: 21 de noviembre de 2025]. Disponible en: https://cima.aemps.es/cima/dochtml/ft/06337011/FT_06337011.html.

61. ¿Pueden las vacunas atenuadas causar la enfermedad de la que previenen?

Las vacunas vivas atenuadas pueden suponer un riesgo de infección diseminada en los pacientes con un grado de inmunosupresión importante en el momento de la vacunación. Por eso es importante individualizar la vacunación en pacientes que han presentado o presentarán inmunocompromiso y seleccionar cuidadosamente el momento de vacunación con vacunas atenuadas.

Referencias

- Grupo de trabajo vacunación en población adulta y grupos de riesgo de la Ponencia de Programa y Registro de Vacunaciones. Vacunación en grupos de riesgo de todas las edades y en determinadas situaciones. Comisión de Salud Pública del Consejo Interterritorial del Sistema Nacional de Salud. Ministerio de Sanidad, Consumo y Bienestar Social, julio 2018. Disponible en: https://www.sanidad.gob.es/areas/promocionPrevencion/vacunaciones/programas-De Vacunacion/riesgo/docs/VacGruposRiesgo_todas_las_edades.pdf

62. ¿Si un paciente ha terminado el tratamiento inmunosupresor, cuándo podemos iniciar la vacunación con las atenuadas?

En general, no se recomienda su administración hasta haber pasado al menos 3 meses desde el cese del tratamiento inmunosupresor, un mes en el caso de corticoides o al menos un año después de la terapia con anticuerpos anticélulas B.

Referencias

- Lorry G. Rubin, Myron J. Levin, Per Ljungman, E. Graham Davies, Robin Avery, Marcie Tomblyn, Athos Bousvaros, Shireesha Dhanireddy, Lillian Sung, Harry Keyserling, Insoo Kang, 2013 IDSA Clinical Practice Guideline for Vaccination of the Immunocompromised Host, *Clinical Infectious Diseases*, Volume 58, Issue 3, 1 February 2014, Pages e44–e100, https://doi.org/10.1093/cid/cit684

CAPÍTULO 3

CUIDADO CON EL EMBARAZO

CAPÍTULO 3

CUIDADO CON EL EMBARAZO

63. ¿Se pueden administrar vacunas durante el embarazo?

Durante el embarazo se pueden administrar con total confianza las vacunas antigripales, la vacuna combinada frente a difteria, tétanos y tosferina, las vacunas frente a COVID-19 de ARNm o algunas vacunas frente a VRS.

Otras vacunas, si bien no están contraindicadas, debe valorarse muy cuidadosamente su necesidad en la mujer embarazada. Esto se debe a que en los ensayos clínicos para su autorización fueron expresamente excluidas las mujeres embarazadas por lo que la única experiencia de uso en embarazadas proviene de estudios observacionales con mujeres que recibieron la vacuna y posteriormente quedaron embarazadas o que las recibieron por error durante la gestación.

Referencias

- Vilajeliu Alba, García-Basteiro Alberto L, Goncé Anna, Bayas José M. Vacunación integral en la embarazada. Progresos de obstetricia y ginecología. Volume 57, Issue 2, February 2014, Pages 88-96. DOI: 10.1016/j.pog.2013.09.005
- Simionescu AA, Streinu-Cercel A, Popescu FD, Stanescu AMA, Vieru M, Danciu BM, Miron VD, Săndulescu O. Comprehensive Overview of Vaccination during Pregnancy in Europe. *J Pers Med.* 2021 Nov 13;11(11):1196. doi: 10.3390/jpm11111196. PMID: 34834548; PMCID: PMC8623700.

64. ¿Qué vacunas están contraindicadas en el embarazo?

Todas las vacunas atenuadas durante la gestación están contraindicadas, ya que puede suponer un riesgo para el feto. Existe un riesgo teórico de transmisión del virus al feto, lo que podría causar malformaciones congénitas, especialmente por el componente de rubéola. Las vacunas atenuadas (varicela, vacuna triple vírica, la fiebre amarilla, gripe intranasal y BCG (tuberculosis).

Referencias

- Simionescu AA, Streinu-Cercel A, Popescu FD, Stanescu AMA, Vieru M, Danciu BM, Miron VD, Săndulescu O. Comprehensive Overview of Vaccination during Pregnancy in Europe. *J Pers Med.* 2021 Nov 13;11(11):1196. doi: 10.3390/jpm11111196. PMID: 34834548; PMCID: PMC8623700.

65. ¿Cuánto tiempo hay que esperar para intentar quedarse embarazada si se ha administrado una vacuna de virus vivos atenuados?

Tras la administración de una vacuna atenuada se debe posponer el embarazo al menos un mes desde la última dosis administrada.

Referencias

- Grupo de trabajo vacunación en población adulta y grupos de riesgo de la Ponencia de Programa y Registro de Vacunaciones. Vacunación en grupos de riesgo de todas las edades y en determinadas situaciones. Comisión de Salud Pública del Consejo Interterritorial del Sistema Nacional de Salud. Ministerio de Sanidad, Consumo y Bienestar Social, julio 2018. Disponible en: https://www.sanidad.gob.es/areas/promocionPrevencion/vacunaciones/programasDe Vacunacion/riesgo/docs/VacGruposRiesgo_todas_las_edades.pdf

66. ¿Qué vacunas están recomendadas?

La mujer embarazada que presenta inmunosupresión debe recibir las mismas vacunas que están altamente recomendadas para la mujer embarazada no inmunocomprometida. Por ello, se recomienda la administración de la vacuna de la gripe, tétanos en mujeres embarazadas sin antecedente de primovacunación y la tosferina que debe ser administrada en todos los casos.

Referencias

- Grupo de trabajo vacunación en población adulta y grupos de riesgo de la Ponencia de Programa y Registro de Vacunaciones. Vacunación en grupos de riesgo de todas las edades y en determinadas situaciones. Comisión de Salud

Pública del Consejo Interterritorial del Sistema Nacional de Salud. Ministerio de Sanidad, Consumo y Bienestar Social, julio 2018.

- Owusu-Darko S, Diouf K, Nour NM. Elimination of maternal and neonatal tetanus: a 21st-century challenge. *Rev Obstet Gynecol.* 2012;5(3-4):e151-7.

67. ¿Cuándo cómo y por qué se debe vacunar frente a la gripe durante el embarazo?

La vacunación frente a la gripe de la mujer embarazada se recomienda para prevenir la gripe en la mujer embarazada, en el feto y en el recién nacido. En las embarazadas está recomendada su administración (una dosis con virus inactivo) en cualquier trimestre de la gestación durante el periodo epidémico de gripe. Esta se administra ya que a partir de la semana 16 el recién nacido se verá protegido.

Referencias

Grupo de trabajo vacunación en población adulta y grupos de riesgo de la Ponencia de Programa y Registro de Vacunaciones. Vacunación en grupos de riesgo de todas las edades y en determinadas situaciones. Comisión de Salud Pública del Consejo Interterritorial del Sistema Nacional de Salud. Ministerio de Sanidad, Consumo y Bienestar Social, julio 2018.

68. ¿Cuándo cómo y por qué se debe vacunar frente al tétanos durante el embarazo?

La vacunación antitetánica se administra para la prevención del tétanos neonatal. Aunque en España está eliminado, todavía existen casos en países de África subsahariana y Asia. Por ello debemos actualizar el calendario de las mujeres no inmunizadas como mínimo con tres dosis de la vacuna antitetánica previamente.

El número de dosis que se le administrarán dependerá de las que haya recibido con anterioridad. Si nunca ha recibido la vacunación antitetánica o desconocida: dos dosis de dT separadas un mes (una de ellas dTpa, calcular ≥27 semana) y una dosis al menos dos semanas después de dar a luz (y separada seis meses de la segunda).

Referencias

- Grupo de trabajo vacunación en población adulta y grupos de riesgo de la Ponencia de Programa y Registro de Vacunaciones. Vacunación en grupos de riesgo de todas las edades y en determinadas situaciones. Comisión de Salud Pública del Consejo Interterritorial del Sistema Nacional de Salud. Ministerio de Sanidad, Consumo y Bienestar Social, julio 2018.
- Owusu-Darko S, Diouf K, Nour NM. Elimination of maternal and neonatal tetanus: a 21st-century challenge. *Rev Obstet Gynecol.* 2012;5(3-4):e151-7.

69. ¿Cuándo, cómo y por qué se debe vacunar frente a la tosferina durante el embarazo y cuándo se debe vacunar?

La vacunación contra la tosferina durante el embarazo tiene como objetivo principal proteger al bebé en sus primeros meses de vida, cuando es más vulnerable a esta enfermedad. Al inmunizar a la madre, se logra una protección indirecta para el recién nacido gracias a la transferencia de anticuerpos a través de la placenta.

Esta inmunidad pasiva se genera al administrar la vacuna en el tercer trimestre de gestación, lo que permite que el sistema inmunológico de la madre produzca defensas que luego pasen al bebé. Así, se le brinda protección hasta que pueda recibir su propia vacuna según el calendario infantil.

Se administrará 1 dosis de dTpa en cada embarazo a partir de la 27 semana de gestación, pero preferentemente en las semanas 27 o 28. Es importante repetir la vacunación en cada embarazo, sin importar cuándo se recibió la última dosis ni si se administró en una gestación anterior.

Referencias

- Kline JM, Smith EA, Zavala A. Pertussis: Common Questions and Answers. *Am Fam Physician.* 2021 Aug 1;104(2):186-192. PMID: 34383446.
- Chu HY, Englund JA. Maternal immunization. *Clin Infect Dis.* 2014 Aug 15;59(4):560-8. doi: 10.1093/cid/ciu327. Epub 2014 May 5. PMID: 24799324; PMCID: PMC4168293.
- https://www.sanidad.gob.es/areas/promocionPrevencion/vacunaciones/calendario/docs/CalendarioVacunacion_Todalavida.pdf

70. ¿Es similar la respuesta a la vacuna durante el embarazo?

Durante el embarazo, el sistema inmunitario de la mujer experimenta cambios que permiten la supervivencia y el correcto desarrollo del feto. Estos cambios suponen una inmunomodulación más que una inmunodepresión.

Estudios del sistema inmunitario en gestantes y neonatos han demostrado que estos cambios inmunitarios asociados con el embarazo no interfieren con la respuesta materna a la vacuna.

Referencias

- Comité Asesor de Vacunas e Inmunizaciones (CAV-AEP). Inmunología e inmunizaciones. Manual de inmunizaciones en línea de la AEP [Internet]. Madrid: AEP; abr/2024. [fecha de consulta: 19 de mayo de 2025]. Disponible en: http://vacunasaep.org/documentos/manual/cap-48

71. ¿Las vacunas protegen también al feto?

Sí, la inmunización maternal durante el embarazo aumenta los anticuerpos específicos generados por acción de la vacunación para garantizar una protección eficiente no solo en la madre, sino también en el neonato en los primeros meses de vida, cuando el riesgo de infecciones es mayor.

Referencias

- Comité Asesor de Vacunas e Inmunizaciones (CAV-AEP). Inmunología e inmunizaciones. Manual de inmunizaciones en línea de la AEP [Internet]. Madrid: AEP; abr/2024. [fecha de consulta: 19 de mayo de 2025]. Disponible en: http://vacunasaep.org/documentos/manual/cap-48

72. ¿Qué es el «efecto blunting»?

El «efecto blunting» se refiere a la reducción de la respuesta inmunitaria en lactantes a la vacunación debido a la presencia de anticuerpos maternos transferidos durante el embarazo. Este fenómeno se ha asociado a los anticuerpos que transfiere la madre tras su propia vacunación y también tras la respuesta a una infección natural padecida antes o durante la gestación. Sin embargo, los estudios sobre este efecto tienen resultados controvertidos y consecuencias clínicas no demostradas.

Referencias

- Comité Asesor de Vacunas e Inmunizaciones (CAV-AEP). Inmunología e inmunizaciones. Manual de inmunizaciones en línea de la AEP [Internet]. Madrid: AEP; abr/2024. [fecha de consulta: 19 de mayo de 2025]. Disponible en: http://vacunasaep.org/documentos/manual/cap-48

73. ¿Pueden las vacunas de COVID-19 afectar a la fertilidad de una mujer? ¿Y a la de un hombre?

Actualmente, no hay evidencia de que ninguna vacuna, incluidas las vacunas frente a COVID-19, puedan causar problemas de fertilidad tanto en hombres como en mujeres.

Estudios recientes han publicado que algunas mujeres pueden observar pequeños cambios temporales en su ciclo menstrual tras la vacunación frente a COVID-19, como en la duración del ciclo o sangrado más abundante de lo habitual.

Tampoco se han observado cambios significativos en el esperma de hombres sanos que han recibido vacunación frente a COVID-19.

Referencias

- CDC. U. S. Centers for Disease Control and Prevention [Internet]. USA: CDC; September 10, 2024 [fecha de consulta: 21 de noviembre de 2025]. COVID-19 Vaccination for People Who Would Like to Have a Baby. Disponible en: https://www.cdc.gov/covid/vaccines/planning-for-pregnancy.html

74. ¿Hay que hacer test de embarazo antes de administrar alguna vacuna?

No es obligatorio realizar una prueba de embarazo antes de administrar la vacuna; basta con que la mujer declare que no está embarazada. En los casos en que la vacunación se haya llevado a cabo sin saber que ya existía un embarazo, lo único que se requiere es continuar con el seguimiento habitual por parte de su matrona.

Referencias

- Röbl-Mathieu M, Kunstein A, Liese J, Mertens T, Wojcinski M. Vaccination in Pregnancy. *Dtsch Arztebl Int.* 2021 Apr 16;118(15):262-268. doi: 10.3238/arztebl.m2021.0020. PMID: 34114547; PMCID: PMC8287076. Disponible en: https://

www.elsevier.es/es-revista-progresos-obstetricia-ginecologia151-articulo-vacunacion-integral-embarazada-S0304501313002161

75. He iniciado vacunación contra el VPH con Gardasil 9 y no sabía que estaba embarazada. ¿Afecta al embarazo la vacuna?

Si una mujer está embarazada después de iniciar la pauta de vacunación, las dosis restantes se deben posponer hasta finalizar el embarazo.

En ensayos clínicos de la vacuna tetravalente, la tasa de resultados adversos del embarazo (aborto espontáneo, aborto tardío anomalías congénitas) fue similar a mujeres que quedaron embarazadas tras la vacunación y embarazadas que no recibieron la vacuna.

Referencias

- Committee on Adolescent Health Care, ACOG Working Group on Immunization. ACOG Committee Opinion No. 344: Human papillomavirus vaccination. *Obstet Gynecol.* ; 108: 699.
- Garland S, Ault K, Gall S, *et al.* 6. Pregnancy and infant outcomes in the clinical trials of a human papillomavirus type 6/11/16/18 vaccine: a combined analysis of five randomized controlled trials. *Obstet Gynecol.* 2009; 114:1179.
- Angelo M, Zima J, Tavares Da Silva F, Baril L, Arellano F. Post-licensure safety surveillance for human papillomavirus-16/18-AS04-adjuvanted vaccine: more than 4 years of experience. *Pharmacoepidemiol Drug Saf.* 2014; 23: 456.

76. En el caso de la mujer embarazada inmunocomprometida, además de las vacunas «obligatorias» por su embarazo, debemos valorar cuidadosamente la necesidad de otras vacunas debido al riesgo añadido por su inmunosupresión. En este contexto, la vacunación antineumocócica es una de las más relevantes. ¿Se debe administrar la vacuna antineumocócica conjugada a una mujer embarazada que presente o vaya a presentar inmnunocompromiso?

La Sociedad Americana de Obstetras y Ginecólogos (AGOC por sus siglas en inglés) en 2022 recomienda específicamente la administración de vacunas antineumocócicas conjugadas o polisacáridos (P20, P15 o P23) durante el embarazo en caso de alto riesgo de enfermedad neumocócica grave. Sin embargo, El Comité Asesor de Prácticas en Inmunización de EEUU (ACIP por sus siglas en inglés) en 2022 no emite recomendación sobre la utilización de vacunas antineumocócicas conjugadas en la embarazada por ausencia de experiencia. Sobre los polisacáridos sí que constata que no ha habido problemas cuando se han administrado en mujeres embarazadas.

En el puerperio inmediato, existe un mayor riesgo de reactivación de brotes o recaída en muchas de las enfermedades que cursan con inmunosupresión como enfermedades autoinflamatorias. Esto lleva a la necesidad de utilización de inmunosupresores de «alto nivel» y por lo tanto un mayor riesgo de ENI grave. Se prefiere en estos casos a la inmunización durante el embarazo con vacuna antineumocócica conjugada.

Referencias

- Pregnancy Guidelines and Recommendations by Vaccine | CDC [Disponible: https://www.cdc.gov/vaccines/pregnancy/hcp-toolkit/guidelines.html]
- Maternal Immunization | ACOG [Disponible: https://www.acog.org/clinical/clinicalguidance/practice-advisory/articles/2022/10/maternal-immunization]
- https://www.sanidad.gob.es/areas/promocionPrevencion/vacunaciones/vacunas/ciudadanos/enfNeumococicaInvasiva.htm
- https://www.sanidad.gob.es/areas/promocionPrevencion/vacunaciones/programasDeVacunacion/riesgo/docs/VacGruposRiesgo_todas_las_edades.pdf

77. ¿En este mismo contexto, se debe administrar la vacuna al VPH a una mujer embarazada de 26 años de edad o menor, que presente o vaya a presentar inmnunocompromiso y no haya sido inmunizada frente a VPH?

Tanto la AGOC como el ACIP recomiendan la vacunación hasta los 26 años de mujeres inmunocomprometidas que no se hayan vacunado previamente o que no hayan completado la pauta.

Sin embargo, no se recomienda el uso de vacunas frente al VPH en mujeres embarazadas. Se recomienda iniciar la administración de la vacuna frente al VPH durante el posparto o la lactancia materna. No obstante, no se ha observado una relación causal entre estas vacunas y resultados adversos en el embarazo ni en el feto.

Sin embargo, si se detecta un embarazo tras iniciar la pauta de vacunación, se debe posponer el resto de la pauta hasta la finalización del embarazo, sin necesidad de reiniciarla. Si se ha administrado una dosis de la vacuna durante el embarazo, no se requiere ninguna intervención. Tampoco se recomienda realizar pruebas de embarazo rutinarias previas a la vacunación.

Referencias

- Human papillomavirus vaccination. ACOG Committee Opinion No. 809. American College of Obstetricians and Gynecologists. Obstet Gynecol 2020; 136:e15–21. Disponible en: https://www.acog.org/clinical/clinical-guidance/committee-opinion/articles/2020/08/human-papillomavirus-vaccination
- Markowitz LE, Dunner EF, Soraiya M, Chesson HW, Curtis CR, Gee J, Bocchini JA, Unger ER. 2014 Human Papillomavirus Vaccionation: Recommendations of the Advisory Committe on Immunization Practices (ACIP). 2014;63(RR05);1-30. Disponible en: https://www.cdc.gov/mmwr/preview/mmwrhtml/rr6305a1.htm

78. ¿Qué riesgo existe y cómo se debe actuar en el caso de que a una paciente embarazada se le haya administrado por error una dosis de vacuna triple vírica?

Existe un riesgo teórico (0,099 %) de transmisión del virus de forma vertical y por el momento ningún caso reportado de rubéola congénita en mujeres susceptibles embarazadas que recibieron inadvertidamente la vacuna de la rubéola durante el embarazo, aunque sí que se han evidenciado casos de transmisión vertical asintomática (presencia de anticuerpos IgM antirrubéola de la sangre/suero del cordón umbilical) y en ningún caso se desarrolló el síndrome de la rubéola congénita. Tampoco se observó un aumento en el riesgo de otras malformaciones congénitas, aborto espontáneo, muerte neonatal o parto prematuro.

La recepción de la vacuna durante el embarazo por error no debe ser motivo para recomendar la interrupción del mismo, la actuación correcta en caso de detectar este error, sería:

Explicar lo sucedido a la paciente y la poca probabilidad de complicaciones en el niño.

Realizar notificación de sospechas de reacción adversas a medicamentos en el registro del Sistema Español de Farmacovigilancia de Medicamentos de Uso Humano (SEFV-H). [https://www.notificaram.es/Pages/CCAA.aspx#no-back-button]

Realizar un seguimiento estrecho del embarazo con un plan de vigilancia específico durante el mismo.

Referencias

- Mangtani P, Evans SJW, Lange B, Oberle D, Smith J, Drechsel-Baeuerle U, *et al.* Safety profile of rubella vaccine administered to pregnant women: A systematic review of pregnancy related adverse events following immunisation, including congenital rubella syndrome and congenital rubella infection in the foetus or infant. *Vaccine.* 2022; 38(5):963-978.
- Información para las notificaciones de sospechas de reacciones adversas a medicamentos por parte de profesionales sanitarios. Agencia Española de Medicamentos y Productos Sanitarios (AEMPS). Ministerio de Sanidad. España [Disponible: https://www.aemps.gob.es/la-aemps/quienes-somos/] [fecha de consulta: 21 de noviembre de 2025]

79. Una mujer sin evidencia de inmunidad a la rubéola que en el puerperio desarrolla un brote de enfermedad autoinmunitaria y requiere el uso de inmunosupresores, ¿debemos retirar la medicación para administrarle un recuerdo de vacuna triple vírica con el fin prevenir la rubéola congénita en futuros embarazos?

No. En pacientes con enfermedades inmunomedidas es frecuente que la enfermedad se reactive en el puerperio inmediato requiriendo inmunosupresores para su control. En el caso de que, en esta situación, la paciente tenga una serología negativa frente a la rubéola, se debe proceder de la siguiente manera: en primer lugar, debemos revisar si la paciente recibió al menos una dosis de vacuna frente a rubéola monovalente o triple vírica en la infancia o adolescencia. En caso afirmativo no será necesario actualizar vacunación frente a rubéola en el futuro dando a la paciente por protegida. En el caso de que no podamos constatar que la paciente haya recibido al menos una dosis de estas vacunas y presente serologías negativas, se procederá a administrar una dosis de vacuna triple vírica solo en el caso de que deje la medicación inmunosupresora según los tiempos de lavado del fármaco (generalmente a partir de los 3-4 meses), continúe el deseo reproductivo y no presente otra contraindicación.

Referencias

- Grupo de trabajo vacunación en población adulta y grupos de riesgo de la Ponencia de Programa y Registro de Vacunaciones. Vacunación en grupos de riesgo de todas las edades y en determinadas situaciones. Comisión de Salud Pública del Consejo Interterritorial del Sistema Nacional de Salud. Ministerio de Sanidad, Consumo y Bienestar Social, julio 2018.

80. ¿Se puede vacunar a una mujer que está dando lactancia materna?

La lactancia materna no contraindica ninguna vacuna a la madre, ni al bebé, ni a quienes convivan con ellos, aunque nunca la lactancia debe considerarse un sustituto de las vacunas del lactante.

En el caso de mujeres inmunocompetentes que necesiten recibir vacunas que se hayan pospuesto por la gestación, como la triple vírica (sarampión, rubéola y parotiditis) y la de la varicela o que, por la razón que sea, no se hubiesen administrado durante el embarazo si estuviesen indicadas (gripe, tosferina, etc.) se puede aprovechar las primeras semanas tras el parto para administrarlas estén, o no, dando la lactancia a sus hijos. Siempre valorando el riesgo/beneficio para la paciente.

Las únicas excepciones son la vacunación frente a fiebre amarilla y con la vacuna de la viruela del mono.

Referencias

- Röbl-Mathieu M, Kunstein A, Liese J, Mertens T, Wojcinski M. Vaccination in Pregnancy. *Dtsch Arztebl Int.* 2021 Apr 16;118(15):262-268. doi: 10.3238/arztebl.m2021.0020. PMID: 34114547; PMCID: PMC8287076.
- Sebghati M, Khalil A. Uptake of vaccination in pregnancy. *Best Pract Res Clin Obstet Gynaecol.* 2021 Oct;76:53-65. doi: 10.1016/j.bpobgyn.2021.03.007. Epub 2021 Apr 6. PMID: 33965331; PMCID: PMC8021457.

- Chu HY, Englund JA. Maternal immunization. *Clin Infect Dis.* 2014 Aug 15;59(4):560-8. doi: 10.1093/cid/ciu327. Epub 2014 May 5. PMID: 24799324; PMCID: PMC4168293.
- Rubin LG, Levin MJ, Ljungman P, Davies EG, Avery R, Tomblyn M, *et al.* 2013 IDSA clinical practice guideline for vaccination of the immunocompromised host. Clinical infectious diseases: an official publication of the Infectious Diseases Society of America. 2014;58(3):309-18.
- Traiber C, Coelho-Amaral P, Ritter VR, Winge A. Infant meningoencephalitis caused by yellow fever vaccine virus transmitted via breastmilk. *J Pediatr* (Rio J). 2011;87(3):26972.
- Losonsky GA, Fishaut JM, Strussenberg J, Ogra PL. Effect of immunization against rubella on lactation products. II. Maternal-neonatal interactions. *J Infect Dis.* 1982;145(5):661-6.

81. ¿Qué recomendaríamos a la mujer que proporciona lactancia materna a su bebé y quiere viajar a un área de riesgo de fiebre amarilla?

En caso de que el bebé tenga menos de 9 meses de edad, se recomienda no viajar a áreas endémicas de fiebre amarilla por el riesgo de meningoencefalitis en el niño, ya que el niño tiene contraindicada la vacunación. Si aun así se realiza el viaje, tras la vacunación, se debe suspender la lactancia y desechar la leche durante las dos próximas semanas que es el periodo de eliminación del virus por leche materna. Se han reportado casos de probable trasmisión del virus vacunal a través de la lactancia en niños muy pequeñitos (38 y 13 días de vida) cuando su madre recibió esta vacuna y continuó con la lactancia.

Referencias

- Hassan T, Bashir RA, Abdelrahman DN, Madni H, M El Hussein AR, Elkidir IM, Enan KA. Transmission of yellow fever vaccine virus from breast feeding mothers to their infants: reporting of yellow fever virus (YFV) RNA detection in milk specimens. F1000Res. 2024 Feb 29;11:76. doi: 10.12688/f1000research.74576.4. PMID: 38106444; PMCID: PMC10724650.

- Traiber C, Coelho-Amaral P, Ritter VR, Winge A. Infant meningoencephalitis caused by yellow fever vaccine virus transmitted via breastmilk. *J Pediatr* (Rio J). 2011 May-Jun 8;87(3):269-72. English, Portuguese. doi: 10.2223/JPED.2067. Epub 2011 Apr 1. PMID: 21461453.
- Kuhn S, Twele-Montecinos L, MacDonald J, Webster P, Law B. Case report: probable transmission of vaccine strain of yellow fever virus to an infant via breast milk. *CMAJ*. 2011 Mar 8;183(4):E243-5. doi: 10.1503/cmaj.100619. Epub 2011 Feb 7. PMID: 21324845; PMCID: PMC3050973.

82. ¿Se puede vacunar una mujer que está dando lactancia materna si se encuentra en estado de inmunocompromiso?

Las vacunas vivas atenuadas, en el caso de que la paciente esté en situación de inmunocompromiso, están contraindicadas debido a la posibilidad de replicación de la enfermedad vacunal.

El resto de vacunas inactivadas pueden administrarse tanto en casos inmunocompetentes como en inmunocomprometidos.

Referencias

- Röbl-Mathieu M, Kunstein A, Liese J, Mertens T, Wojcinski M. Vaccination in Pregnancy. *Dtsch Arztebl Int.* 2021 Apr 16;118(15):262-268. doi: 10.3238/arztebl.m2021.0020. PMID: 34114547; PMCID: PMC8287076.
- Sebghati M, Khalil A. Uptake of vaccination in pregnancy. *Best Pract Res Clin Obstet Gynaecol.* 2021 Oct;76:53-65. doi: 10.1016/j.bpobgyn.2021.03.007. Epub 2021 Apr 6. PMID: 33965331; PMCID: PMC8021457.
- Chu HY, Englund JA. Maternal immunization. *Clin Infect Dis.* 2014 Aug 15;59(4):560-8. doi: 10.1093/cid/ciu327. Epub 2014 May 5. PMID: 24799324; PMCID: PMC4168293.

83. ¿Se puede vacunar a los convivientes de una embarazada?

La vacunación de los convivientes, incluso con vacunas vivas atenuadas (rotavirus, triple vírica, SARS-CoV-2, varicela, etc.), es segura para la mujer embarazada.

Las mujeres gestantes deben minimizar los riesgos de exposición a infecciones para las que son susceptibles asegurándose de que sus convivientes están correctamente vacunados según el calendario vacunal.

La mujer embarazada no debe cambiar los pañales al niño vacunado frente a rotavirus durante 4 semanas tras la vacunación por la eliminación del virus vacunal en heces. En caso poco probable de que el conviviente vacunado frente a varicela desarrolle vesículas tras la vacunación, la mujer embarazada susceptible a varicela debe ser separada físicamente o cubrir adecuadamente las lesiones hasta que se sequen.

Referencias

- Arora M, Lakshmi R. Vaccines - safety in pregnancy. *Best Pract Res Clin Obstet Gynaecol.* 2021 Oct;76:23-40. doi: 10.1016/j.bpobgyn.2021.02.002. Epub 2021 Feb 19. PMID: 33773923; PMCID: PMC7992376.
- Chu HY, Englund JA. Maternal immunization. *Clin Infect Dis.* 2014 Aug 15;59(4):560-8. doi: 10.1093/cid/ciu327. Epub 2014 May 5. PMID: 24799324; PMCID: PMC4168293.
- Rubin LG, Levin MJ, Ljungman P, Davies EG, Avery R, Tomblyn M, *et al.* 2013 IDSA clinical practice guideline for vaccination of the immunocompromised host. Clinical infectious diseases: an official publication of the Infectious Diseases Society of America. 2014;58(3):309-18.

CAPÍTULO 4

NO SIEMPRE SALE BIEN

CAPÍTULO 4

NO SIEMPRE SALE BIEN

84. ¿Se puede administrar una vacuna que ha perdido la cadena del frío?

Si ha habido una sobreexposición al calor o al frío, podría haberse dañado la calidad de las vacunas, lo cual disminuiría, incluso podría hacer que se pierda totalmente su eficacia. Se debe revisar la temperatura a la que han estado expuestas las mismas para definir si es posible su uso a corto o medio plazo. En caso de que el periodo de exposición a esa pérdida de la cadena del frío haya sido excesivo, no se debe de administrar el producto al paciente y se debe desechar.

Referencias

- Thielmann A, Puth MT, Kersting C, Porz J, Weltermann B. Vaccine cold chain in general practices: A prospective study in 75 refrigerators (Keep Cool study). *PLoS One*. 2019 Nov 19;14(11):e0224972. doi: 10.1371/journal.pone.0224972. PMID: 31743356; PMCID: PMC6863523.
- Bell KN, Hogue CJ, Manning C, Kendal AP. Risk factors for improper vaccine storage and handling in private provider offices. *Pediatrics*. 2001 Jun;107(6):E100. doi: 10.1542/peds.107.6.e100. PMID: 11389298.
- *Manual de vacunaciones e inmunizaciones* [Internet]. Euskadi. Eusko Jaurlaritzaren Argitalpen Zerbitzu Nagusia; 2024; Capítulo 2: Procedimientos de enfermería; p. 45 -53 [fecha de consulta: 21 de noviembre de 2025]. Disponible en: https://www.euskadi.eus/informacion/manual-de-vacunaciones/web01-a2gaixo/es/

85. ¿Se puede administrar una vacuna que se ha congelado por accidente?

No, al igual que cuando se ha perdido la cadena de frío, no se puede asegurar la efectividad de esa vacuna. Por lo cual se debe desechar.

Referencias

- Hanson CM, George AM, Sawadogo A, Schreiber B. Is freezing in the vaccine cold chain an ongoing issue? A literature review. *Vaccine*. 2017 Apr 19;35(17):2127-2133. doi: 10.1016/j.vaccine.2016.09.070. PMID: 28364920.
- Temperature sensitivity of vaccines. Geneva: World Health Organization; 2014 (https://cdn.who.int/media/docs/default-source/immunization/supply-chain/temperature-sensitivity-of-vaccines.pdf?sfvrsn=d1a6e207_7, fecha de consulta: 21 de noviembre de 2025) (see page 2). 6. Kartoglu U, Ozguler NK, Wolfson LJ, Kurzatkowski W.

86. ¿Qué debo hacer si, al administrar la vacuna al paciente, noto que no se ha aplicado la dosis completa debido a pérdida de líquido o salida del vial?

Todo paciente al que se le haya administrado una dosis inferior a la recomendada debe ser citado nuevamente para revacunación, ya que dicha dosis se considera no válida.

Referencias

- Centers for Disease Control and Prevention. Epidemiology and Prevention of Vaccine Preventable Diseases. JoEllen Wolicki, Elaine Miller (eds.). Chapter 6. General Best Practice Guidance for Immunization. 14th ed. Washington DC: Public Health Foundation, 2021. Update August 2021. [fecha de consulta: 21 de noviembre de 2025]. Disponible en: https://www.cdc.gov/pinkbook/hcp/table-of-contents/chapter-6-vaccine-administration.html

87. ¿Qué se debe hacer si se administra por error una vacuna que ya ha sido administrada o no se respeta el intervalo mínimo entre dosis?

La administración de vacunas en intervalos inferiores a los recomendados puede reducir la respuesta inmunitaria, lo que se traduce en pérdida de la eficacia de la misma. Por este motivo las dosis administradas sin respetar el intervalo mínimo deben considerarse dosis no válidas.

También debemos valorar el estado del paciente para asegurarnos de que no ha sufrido reacción a la vacuna y proponerle el tratamiento en caso de que estas ocurran debido al mayor estímulo antigénico.

Referencias

- Atkinson WL, Pickering LK, Schwartz B, Weniger BG, Iskander JK, Watson JC. General recommendations on immunization. Recommendations of the Advisory Committee on Immunization Practices (ACIP) and the American Academy of Family Physicians (AAFP). *MMWR Recomm Rep.* 2002;51(RR-2):1-35.
- Kim DK, Riley LE, Harriman KH, Hunter P, Bridges CB; Advisory Committee on Immunization Practices; Woods L, Wilson A. Recommended Immunization Schedule for Adults Aged 19 Years or Older, United States, 2017. *Ann Intern Med.* 2017 Feb 7;166(3):209-219. doi: 10.7326/M16-2936. PMID: 28166560.

88. Si un paciente comenzó un esquema de vacunación y se ha alargado el tiempo del mismo, ¿debo revacunar desde el principio?

En general, en los casos donde el intervalo entre las dosis consecutivas se haya alargado más de lo que recomienda la ficha técnica, no se debe reiniciar la vacunación. Aunque el retraso puede afectar la protección temporal, no reduce la eficacia final de la serie de vacunación una vez completada. Se debe continuar con el esquema inicial.

Referencias

- Aldaz Herce P, Morató Agustí ML, Gómez Marco JJ, Javierre Miranda AP, Martín Martín S, Moreno Millán N, Sánchez Hernández C, Schwarz Chavarri G; Grupo de Prevención de Enfermedades Infecciosas del PAPPS. Prevención de las enfermedades infecciosas. Actualización PAPPS en vacunas 2018. *Aten Primaria.* 2018 May;50 Suppl 1(Suppl 1):66-82. Spanish. doi: 10.1016/S0212-6567(18)30363-9. PMID: 29866359; PMCID: PMC6837052.
- Atkinson WL, Pickering LK, Schwartz B, Weniger BG, Iskander JK, Watson JC.

General recommendations on immunization. Recommendations of the Advisory Committee on Immunization Practices (ACIP) and the American Academy of Family Physicians (AAFP). *MMWR Recomm Rep.* 2002;51(RR-2):1-35.

- Kim DK, Riley LE, Harriman KH, Hunter P, Bridges CB; Advisory Committee on Immunization Practices; Woods L, Wilson A. Recommended Immunization Schedule for Adults Aged 19 Years or Older, United States, 2017. *Ann Intern Med.* 2017 Feb 7;166(3):209-219. doi: 10.7326/M16-2936. PMID: 28166560.

89. He puesto una vacuna sin reconstituir. Administrando solo el diluyente (sin el polvo). ¿Qué debo hacer?

Se considera una vacuna no válida y se debe citar al paciente, explicarle lo ocurrido anotando lo sucedido en la historia clínica y en el registro de vacunas para que conste que la dosis recibida es una dosis no válida y administrarles la vacuna de nuevo (esta vez reconstituida).

Referencias

World Health Organization. WHO guidance note: vaccine diluents: the proper handling and use of vaccine diluents, [internet] Revision 2015. World Health Organization. [fecha de consulta: 21 de noviembre de 2025]. Disponible en: https://iris.who.int/handle/10665/192741

90. ¿Puede solo el disolvente dar reacción?

Sí. Incluso la administración exclusivamente de suero fisiológico puede dar reacción local hasta en más de 1 de cada 10 pacientes. Por ejemplo, en ensayos clínicos con vacunas frente al virus respiratorio sincitial en embarazadas en los que se utiliza suero fisiológico inyectado como placebo, se observa un 10 % de dolor local o un 17 % de dolor muscular en los pacientes que recibieron el placebo frente a 30 % de dolor local o un 27 % de dolor muscular en los pacientes que recibieron la vacuna.

Referencias

- Centers for Disease Control and Prevention. Epidemiology and Prevention of Vaccine Preventable Diseases. JoEllen Wolicki, Elaine Miller (eds.). Chapter 6. General Best Practice Guidance for Immunization. 14th ed. Washington DC: Public Health Foundation, 2021. Update August 2021. [fecha de consulta: 21 de noviembre de 2025]. Disponible en: https://www.cdc.gov/pinkbook/hcp/table-of-contents/chapter-6-vaccine-administration.html

91. He puesto una vacuna sin reconstituir, administrando solo el diluyente (sin el polvo). ¿Hay que esperar un periodo de tiempo para volver a administrar la vacuna?

No es necesario esperar ningún intervalo de tiempo entre la administración del disolvente y la administración posterior de la vacuna a no ser que el paciente presente reacción local moderada o intensa en cuyo caso se debe administrar en el deltoides contralateral o postponer la administración hasta su resolución.

Referencias

• Public Health Agency of Canada. [Part 1 - Key Immunization Information]: Canadian Immunization Guide [Internet]. Ottawa (ON): Government of Canada; 2017. [fecha de consulta: 21 de noviembre de 2025]. Disponible en: https://www.canada.ca/en/publichealth/services/publications/healthy-living/canadian-immunization-guide-part-1-key-immunization-information/page-8-vaccine-administration-practices.html

92. He puesto una vacuna sin reconstituir, administrando solo el diluyente (sin el polvo). ¿Puedo reutilizar el antígeno (polvo) que ha sobrado para administrárselo a los pacientes en un segundo tiempo?

El antígeno sobrante de las vacunas que no fueron reconstituidas debe ser eliminado. Los pacientes deben recibir una nueva vacuna.

Referencias

• Centers for Disease Control and Prevention. Epidemiology and Prevention of Vaccine Preventable Diseases. JoEllen Wolicki, Elaine Miller (eds.). Chapter 6. *General Best Practice Guidance for Immunization.* 14th ed. Washington DC: Public Health Foundation, 2021. Update August 2021. [fecha de consulta: 21 de noviembre de 2025]. Disponible en: https://www.cdc.gov/pinkbook/hcp/table-of-contents/chapter-6-vaccine-administration.html

93. ¿Cómo se debe actuar si por error se administra una vacuna en glúteo en lugar de deltoides a un paciente inmunocomprometido?

En principio el error de administración por sí solo no invalidaría la dosis administrada por lo que no es necesario revacunar por este motivo.

Sin embargo, esta vía de administración presenta mayor probabilidad de no lograr inmunogenicidad y de presentar reacción local por la mayor probabilidad de administración subcutánea en esta área anatómica.

La comprobación serológica postvacunal necesaria en pacientes inmunocomprometidos es clave en estas situaciones para poder valorar adecuadamente si ha habido un fallo vacunal que justifique la necesidad de revacunación.

Referencias

Alves AS, Nascimento CM, Granato CH, Sato HK, Morgato MF, Pannuti CS. Hepatitis B vaccine in infants: a randomized controlled trial comparing gluteal versus anterolateral thigh muscle administration. *Rev Inst Med Trop Sao Paulo.* 2001 May-Jun;43(3):139-43. doi: 10.1590/s0036-46652001000300004. PMID: 11452321.

Hellgren TE. Deltoid versus buttock as preferred site of injection for hepatitis B vaccine. *J Fla Med Assoc.* 1989 Apr;76(4):399-402. PMID: 2529345.

94. El paciente presentó una reacción local importante en el lugar de la vacunación. ¿Debe administrarse esa vacuna nuevamente en caso de estar indicada?

Las vacunas, como cualquier medicamento inyectable, pueden producir efectos secundarios y eventos adversos no deseados. Sin embargo, la presencia de reacciones locales, incluso si son intensas, no constituye una razón para suspender la vacunación especialmente en pacientes inmunocomprometidos.

La única contraindicación permanente para la administración futura de una vacuna es la aparición de una reacción alérgica grave (anafiláctica) a una dosis previa o a alguno de sus componentes.

Referencias

- Trombetta CM, Gianchecchi E, Montomoli E. Influenza vaccines: Evaluation of the safety profile. *Hum Vaccin Immunother.* 2018 Mar 4;14(3):657-670. doi:

- 10.1080/21645515.2017.1423153. Epub 2018 Jan 30. PMID: 29297746; PMCID: PMC5861790.
- Institute of Medicine. 2012. Adverse Effects of Vaccines: Evidence and Causality. Washington DC: The National Academies Press. https://doi.org/10.17226/13164.

95. He administrado una vacuna errónea a mi paciente

Si se le ha administrado un preparado distinto al que necesitaba el paciente se le debe informar de lo sucedido y se le debe citar nuevamente para la administración de la vacuna correcta.

Referencias

- Centers for Disease Control and Prevention. Epidemiology and Prevention of Vaccine Preventable Diseases. Atkinson W, Wolfe S, Hamborsky J (eds.). Chapter 6. *General Best Practice Guidance for Immunization.* 14th ed. Washington DC: Public Health Foundation, 2021. Update August 2021.
- Bundy DG, Shore AD, Morlock LL, Miller MR. Pediatric vaccination errors: application of the «5 rights» framework to a national error reporting database. *Vaccine.* 2009 Jun 12;27(29):3890-6. doi: 10.1016/j.vaccine.2009.04.005. Epub 2009 Apr 23. PMID: 19442422.

96. ¿Cuáles son los errores más frecuentes a la hora de administrar una vacuna y cómo pueden evitarse?

Los errores en la vacunación son relativamente frecuentes y en su mayoría evitables. Los más habituales son la administración de una vacuna equivocada y la administración fuera de la pauta temporal establecida.

Referencias

- Ortiz Cabello L, Garrido C. Estrategias de enfermería para la prevención de errores prácticos en vacunatorio. *Rev Med Clin Condes.* 2020;31(3-4):330-342. Disponible en: https://www.elsevier.es/es-revista-revista-medica-clinica-las-condes-202-pdf-S071686402030047X

- Comité Asesor de Vacunas e Inmunizaciones (CAV-AEP). El acto de la inmunización: antes, durante y después. Manual de inmunizaciones en línea de la AEP [Internet]. Madrid: AEP; may/2025. [fecha de consulta: 21 de noviembre de 2025]. Disponible en: http://vacunasaep.org/documentos/manual/cap-5

97. ¿Qué podemos hacer para evitar los errores cuando vacunamos a nuestros pacientes inmunocomprometidos?

1. Identificar al paciente correcto: de forma verbal y a través de la historia clínica:
   a. Comprobar antecedentes de vacunación y de alergias.
   b. Comprobar el estado actual del paciente e interrogar sobre reacciones adversas a las vacunas administradas con anterioridad.
2. Identificar la vacuna correcta:
   a. Comprobar nombre, casa comercial y dosis correcta.
   b. Comprar correcto estado y conservación de la vacuna.
3. Identificar momento correcto:
   a. Comprobar calendario y pauta de vacunación.
   b. Comprobar intervalo con dosis previa de la misma vacuna.
4. Confirmar vía de administración correcta (intramuscular, subcutánea, oral...) adecuada según el tipo de vacuna.
5. Elegir lugar anatómico correcto: escoger lugar adecuado según el tipo de vacuna y las características específicas del paciente.
6. Realizar un registro correcto en historia clínica y cartilla de vacunación del paciente: nombre, fecha, número de dosis, lote...

Referencias

- Ortiz Cabello L, Garrido C. Estrategias de enfermería para la prevención de errores prácticos en vacunatorio. *Rev Med Clin Condes*. 2020;31(3-4):330-342. Disponible en: https://www.elsevier.es/es-revista-revista-medica-clinica-las-condes-202-pdf-S071686402030047X
- Comité Asesor de Vacunas e Inmunizaciones (CAV-AEP). El acto de la inmunización: antes, durante y después. Manual de inmunizaciones en línea de la AEP [Internet]. Madrid: AEP; may/2025. [fecha de consulta: 21 de noviembre de 2025]. Disponible en: http://vacunasaep.org/documentos/manual/cap-5

CAPÍTULO 5

VACUNAS Y TRATAMIENTOS. CÓMO HACER QUE SE LLEVEN BIEN

CAPÍTULO 5

VACUNAS Y TRATAMIENTOS. CÓMO HACER QUE SE LLEVEN BIEN

98. ¿Pueden administrarse vacunas mientras el paciente está en tratamiento médico?

Sí de forma general, aunque se deben tener en cuenta las siguientes consideraciones:

- **Tratamientos para enfermedades crónicas o agudas no inmunosupresores:** si el paciente está en tratamiento para enfermedades crónicas o agudas comunes (por ejemplo, con antibióticos, antidiabéticos, antihipertensivos, anticoagulantes, etc.), las vacunas pueden administrarse con total seguridad. En el contexto de infecciones agudas tratadas con antibióticos, se puede vacunar si el paciente no presenta fiebre y está clínicamente estable.
- **Tratamientos inmunosupresores:** es necesario hacer una valoración individualizada. Las vacunas inactivadas se pueden administrar, aunque la respuesta inmune puede ser menor. En cambio, las vacunas vivas atenuadas, como norma general, están contraindicadas durante el tratamiento inmunosupresor.

Referencias

- Grupo de trabajo vacunación en población adulta y grupos de riesgo de la Ponencia de Programa y Registro de Vacunaciones. Vacunación en grupos de riesgo de todas las edades y en determinadas situaciones. Comisión de Salud Pública del Consejo Interterritorial del Sistema Nacional de Salud. Ministerio de Sanidad, Consumo y Bienestar Social, julio 2018.
- CDC. Vaccines & Immunizations. 2024 [fecha de consulta: 21 de noviembre de 2025]. Altered Immunocompetence. Disponible en: https://www.cdc.gov/vaccines/hcp/imz-best-practices/altered-immunocompetence.html

99. ¿Cómo influye la inmunosupresión provocada por algunos tratamientos en la eficacia de las vacunas?

La inmunosupresión inducida por determinados tratamientos afecta al sistema inmunológico y puede reducir la eficacia de las vacunas administradas durante su uso, especialmente en lo que respecta a la producción de anticuerpos protectores y la duración de la inmunidad generada.

Esta inmunosupresión inducida puede provocar una respuesta inmune más débil a las vacunas, especialmente si se administran en el pico del tratamiento, o incluso falta total de respuesta vacunal si el tratamiento es muy agresivo o se da en fases muy activas de la enfermedad.

Referencias

- Grupo de trabajo vacunación en población adulta y grupos de riesgo de la Ponencia de Programa y Registro de Vacunaciones. Vacunación en grupos de riesgo de todas las edades y en determinadas situaciones. Comisión de Salud Pública del Consejo Interterritorial del Sistema Nacional de Salud. Ministerio de Sanidad, Consumo y Bienestar Social, julio 2018.
- CDC. Vaccines & Immunizations. 2024 [fecha de consulta: 21 de noviembre de 2025]. Altered Immunocompetence. Disponible en: https://www.cdc.gov/vaccines/hcp/imz-best-practices/altered-immunocompetence.html

100. ¿Cuándo es el mejor momento para vacunar a un paciente en tratamiento inmunosupresor?

Se recomienda vacunar antes de iniciar el tratamiento inmunosupresor siempre que sea posible. Debemos adaptar el plan de vacunación según el fármaco utilizado y la situación clínica del paciente. Cuando el tratamiento inmunosupresor ya ha comenzado o ha finalizado recientemente, es importante administrar en el momento más estable posible de tratamiento, asumiendo que puede ser necesaria una dosis de refuerzo más adelante.

Tiempos de espera recomendados entre vacunación y tratamiento:

Antes del tratamiento:

- Vacunas inactivadas: idealmente al menos 2 semanas antes.
- Vacunas vivas: al menos 4 semanas antes.

Si el tratamiento ya ha comenzado:

- Vacunas inactivadas: se puede vacunar, aunque su eficacia puede estar reducida.
- Vacunas vivas: contraindicadas si el tratamiento se considera inmunosupresor.

Esperar a un momento de estabilidad clínica o cuando la inmunosupresión sea menos intensa.

Evitar vacunar en fases de inmunosupresión máxima, como durante ciclos de quimioterapia o tratamiento combinado con múltiples inmunosupresores.

Si se trata de una inmunosupresión crónica mantenida (como en enfermedades autoinmunes), no debe retrasarse la vacunación, pero plantear refuerzos si fuera necesario.

Después del tratamiento:

- Corticoides a dosis altas (≥ 20 mg/día durante ≥ 14 días): esperar al menos 1 mes tras suspender el tratamiento antes de administrar vacunas vivas.
- Inmunosupresores clásicos (como metotrexato, azatioprina, micofenolato): se recomienda un intervalo de 3 meses tras finalizar el tratamiento.
- Fármacos biológicos (anti-TNF, tocilizumab, abatacept, etc.): se debe esperar entre 3 y 6 meses, según el medicamento y la situación clínica.
- Rituximab u otros anti-CD20: esperar al menos 12 meses tras la última dosis para administrar vacunas atenuadas, ya que afecta de forma prolongada la inmunidad.
- Quimioterapia: generalmente se recomienda esperar un mínimo de 3 meses, siempre que haya recuperación inmunológica

Referencias

- Grupo de trabajo vacunación en población adulta y grupos de riesgo de la Ponencia de Programa y Registro de Vacunaciones. Vacunación en grupos de riesgo de todas las edades y en determinadas situaciones. Comisión de Salud Pública del Consejo Interterritorial del Sistema Nacional de Salud. Ministerio de Sanidad, Consumo y Bienestar Social, julio 2018.

- CDC. Vaccines & Immunizations. 2024 [fecha de consulta: 21 de noviembre de 2025]. Altered Immunocompetence. Disponible en: https://www.cdc.gov/vaccines/hcp/imz-best-practices/altered-immunocompetence.html

101. ¿Qué vacunas están contraindicadas durante un tratamiento inmunosupresor?

Durante un tratamiento inmunosupresor, las vacunas que están contraindicadas son las vivas atenuadas, ya que implican un riesgo de infección en personas con el sistema inmunológico debilitado.

Referencias

- Grupo de trabajo vacunación en población adulta y grupos de riesgo de la Ponencia de Programa y Registro de Vacunaciones. Vacunación en grupos de riesgo de todas las edades y en determinadas situaciones. Comisión de Salud Pública del Consejo Interterritorial del Sistema Nacional de Salud. Ministerio de Sanidad, Consumo y Bienestar Social, julio 2018.
- CDC. Vaccines & Immunizations. 2024 [fecha de consulta: 21 de noviembre de 2025]. Altered Immunocompetence. Disponible en: https://www.cdc.gov/vaccines/hcp/imz-best-practices/altered-immunocompetence.html

102. ¿Qué precauciones deben tomarse al vacunar a pacientes que reciben corticoides?

Las precauciones dependen del tipo, la dosis y la duración del tratamiento con corticoides, ya que estos fármacos pueden tener efecto inmunosupresor si se usan a dosis altas durante periodos prolongados.

Corticoides a dosis no inmunosupresoras (sin contraindicación):

- Dosis inferiores a 20 mg/día de prednisona (o equivalente) o administrados durante menos de 14 días.

- Corticoides administrados por vía inhalada, tópica, intraarticular u ocular.

Corticoides a dosis inmunosupresoras:

- Dosis ≥ 20 mg/día de prednisona (o equivalente) durante 14 días o más.

En caso de corticoides a dosis inmunosupresoras, las vacunas inactivadas pueden administrarse con seguridad, aunque podrían generar una menor respuesta inmune. Las vacunas vivas atenuadas están contraindicadas durante el tratamiento y deben administrarse ≥ 4 semanas antes del inicio del tratamiento o esperar ≥ 1 mes tras su suspensión.

Referencias

- Grupo de trabajo vacunación en población adulta y grupos de riesgo de la Ponencia de Programa y Registro de Vacunaciones. Vacunación en grupos de riesgo de todas las edades y en determinadas situaciones. Comisión de Salud Pública del Consejo Interterritorial del Sistema Nacional de Salud. Ministerio de Sanidad, Consumo y Bienestar Social, julio 2018.

- CDC. Vaccines & Immunizations. 2024 [fecha de consulta: 21 de noviembre de 2025]. Altered Immunocompetence. Disponible en: https://www.cdc.gov/vaccines/hcp/imz-best-practices/altered-immunocompetence.html

103. ¿Se pueden administrar vacunas junto con inmunoglobulinas?

Depende del tipo de vacuna y del momento en que se administre la inmunoglobulina:

Vacunas inactivadas:

- Pueden administrarse junto con inmunoglobulinas.

- Las inmunoglobulinas no interfieren con su eficacia, ya que estas vacunas no requieren replicación viral para inducir inmunidad.

Vacunas vivas atenuadas:

- No deben administrarse junto a inmunoglobulinas, ya que estas pueden neutralizar el virus vacunal, impidiendo que se genere una respuesta inmune eficaz.

- Se recomienda un intervalo de al menos 3 a 11 meses, dependiendo del tipo y la dosis de inmunoglobulina administrada, antes o después de aplicar la vacuna viva. Ver Tabla

Tabla Intervalos recomendados entre la administración de inmunoglobulinas, sangre y hemoderivados y las vacunas triple vírica y varicela		
Hemoderivados	**Triple vírica* (meses)**	**Varicela* (meses)**
Inmunoglobulina polivalente IM (dosis: 0,02-0,06 ml/kg)	3	5
Inmunoglobulina polivalente IM (dosis: 0,25 ml/kg)	5	5
Inmunoglobulina polivalente IM (dosis: 0,50 ml/kg)	6	5
Inmunoglobulina polivalente EV (según dosis)	8-11	5-11
Inmunoglobulina hiperinmune antihepatitis B	3	5
Inmunoglobulina antirrábica	4	5
Inmunoglobulina antitetánica	3	5
Inmunoglobulina hiperinmune antivaricela-zóster	5	5
Sangre y otros hemoderivados	6-7	5

**Meses de intervalo entre la recepción de los hemoderivados y la administración de estas vacunas*

Referencias

- Grupo de trabajo vacunación en población adulta y grupos de riesgo de la Ponencia de Programa y Registro de Vacunaciones. Vacunación en grupos de riesgo de todas las edades y en determinadas situaciones. Comisión de Salud Pública del Consejo Interterritorial del Sistema Nacional de Salud. Ministerio de Sanidad, Consumo y Bienestar Social, julio 2018.

- CDC. Vaccines & Immunizations. 2024 [fecha de consulta: 21 de noviembre de 2025]. Altered Immunocompetence. Disponible en: https://www.cdc.gov/vaccines/hcp/imz-best-practices/altered-immunocompetence.html

CAPÍTULO 6

¿Y LOS FAMILIARES QUÉ?

CAPÍTULO 6

¿Y LOS FAMILIARES QUÉ?

104. ¿A quién se considera conviviente de un paciente inmunocomprometido?

Se entiende por convivientes a todas aquellas personas que mantienen un contacto frecuente y cercano con el paciente. Esto incluye a familiares, cuidadores que prestan atención en el domicilio, compañeros de clase, docentes, profesionales sanitarios; en el caso de personas que viven en instituciones, tanto el personal encargado de su cuidado como los demás residentes del centro.

Referencias

- Greenberg GM, Koshy PA, Hanson MJS. Adult Vaccination. *Am Fam Physician.* 2022 Nov; 106(5):534-542. PMID: 36379499.
- «Inmunizaciones de convivientes de pacientes con patologías de riesgo» en: https://vacunasaep.org/documentos/manual/cap-18

105. ¿Qué aspectos generales deberemos tener en cuenta para poder vacunar a los convivientes de los pacientes inmunocomprometidos?

Cuando se trata de proteger a personas con patologías de riesgo o inmunocomprometidas, es fundamental complementar su vacunación con estrategias adicionales. Una de las más eficaces es la inmunización de quienes conviven con ellos, incluyendo familiares, cuidadores y profesionales sanitarios.

Es importante destacar que ninguna de las vacunas actualmente disponibles en España está contraindicada para convivientes de pacientes de riesgo. No obstante, algunas requieren precauciones específicas. Por ejemplo, en el caso de la vacuna frente al rotavirus, se recomienda que quienes cuidan a niños vacunados extremen la higiene, especialmente al cambiar pañales durante la semana posterior a la primera dosis. Además, se aconseja que personas inmunocomprometidas eviten esta tarea durante las cuatro semanas siguientes a la vacunación del niño.

Referencias

- Kappagoda C, Shaw PJ, Burgess MA, Botham SJ, Cramer LD. Varicella vaccine in nonimmune household contacts of children with cancer or leukaemia. *Journal of Paediatrics and Child Health* 1999;35:341-5.

- De Greeff SC, Mooi FR, Westerhof A, *et al.* Pertussis disease burden in the household: how to protect young infants. Clinical Infectious Diseases 2010;50:1339-45. Dylag AM, Shah SI. Administration of tetanus, diphtheria, and acellular pertussis vaccine to parents of high-risk infants in the neonatal intensive care unit. *Pediatrics* 2008;122:e550-5.

- Arasa J, López-Lacort M, Díez-Domingo J, Orrico-Sánchez A. Impact of rotavirus vaccination on seizure hospitalizations in children: A systematic review. *Vaccine.* 2022 Nov 8;40(47):6711-6721. doi: 10.1016/j.vaccine.2022.09.096. Epub 2022 Oct 22. PMID: 36280558. En: https://vacunas.org/seguridad-de-la-vacuna-rotavirus/

106. ¿Qué vacunas son las recomendadas para los convivientes de un paciente al que se le ha efectuado un trasplante de órgano sólido?

Es fundamental revisar el estado inmunológico de quienes conviven con una persona trasplantada y administrar las vacunas necesarias si están indicadas.

Vacunas recomendadas:

Gripe anual, triple vírica (sarampión, rubéola y parotiditis) y varicela; si no hay constancia de vacunación previa frente a estas vacunas, se debe realizar una prueba serológica para detectar susceptibilidad. En caso de ser susceptible, se administrarán dos dosis según calendario vacunal. Neumococo, aunque los convivientes no estén inmunocomprometidos, mantener esta vacuna al día ayuda a reducir el riesgo de transmisión al paciente. La vacuna frente a la COVID-19, la vacuna frente a la tosferina.

Todas estas enfermedades pueden representar un riesgo elevado para personas inmunodeprimidas.

Referencias

- En: https://www.elsevier.es/es-revista-vacunas-72-articulo-vacunacion-pacientes-contrasplante-organos-S1576988714700792

107. ¿Qué recomendaciones de vacunación para los convivientes del paciente oncológico podemos establecer?

Un aspecto importante, y frecuentemente olvidado, es la vacunación del entorno más cercano del paciente, con objeto de crear a su alrededor un «cinturón de inmunes». La vacunación a tener en cuenta en convivientes es la vacunación contra la gripe, COVID-19, tétanos-difteria-tosferina, triple vírica y varicela.

Referencias

- Grupo de Trabajo de la Ponencia del Programa y Registro de Vacunaciones. Vacunación en trabajadores sanitarios. Comisión de Salud Pública del Consejo Interterritorial del Sistema Nacional de Salud. Ministerio de Sanidad, Servicios Sociales e Igualdad; 2017.

108. ¿Qué recomendaciones de vacunación pueden establecerse para el personal sanitario que trabaja con pacientes oncológicos en el ámbito sanitario?

Dado el riesgo que supone la transmisión de enfermedades prevenibles a pacientes inmunocomprometidos, como los oncológicos, es fundamental que el personal sanitario mantenga su calendario vacunal actualizado. Las vacunas recomendadas para este grupo son triple vírica (sarampión, rubéola y parotiditis), tétanos, difteria y tosferina (Tdpa), hepatitis B, varicela, gripe estacional y COVID-19.

Referencias

- Grupo de Trabajo de la Ponencia del Programa y Registro de Vacunaciones. Vacunación en trabajadores sanitarios. Comisión de Salud Pública del Consejo Interterritorial del Sistema Nacional de Salud. Ministerio de Sanidad, Servicios Sociales e Igualdad; 2017.

109. ¿Qué es la estrategia del nido y para qué se utiliza?

Algunas veces no podemos inmunizar a nuestros pacientes debido a su grado de inmunocompromiso estando las vacunas contraindicadas, a pesar de ser susceptibles y presentar una alta probabilidad de complicaciones en caso de estar expuestos a un agente patógeno. Esto ocurre con gran frecuencia cuando tenemos por ejemplo pacientes susceptibles a sarampión o varicela que reciben terapias inmunosupresoras o por haber recibido un trasplante de progenitores recientemente o porque la utilización de estas terapias es inminente en el tiempo.

Otras veces, a pesar de que las vacunas se pueden administrar con seguridad por ser vacunas inactivadas, podemos prever que la inmunogenicidad y efectividad vacunal se verán muy mermadas debido a la gran afectación del sistema inmunológico de nuestro paciente. En estos casos, sin embargo, podemos tener un alto riesgo de complicaciones debido a la epidemiología de la propia enfermedad en la población general como ocurre con la epidemia anual de gripe o COVID-19.

En estos casos lo recomendado, además de valorar la administración de la vacuna al paciente cuando no presente contraindicación (vacunas inactivadas), es el desarrollo de la estrategia del nido o *cocconing* con nuestros pacientes. Esta estrategia consiste en la vacunación de las personas susceptibles que tienen un contacto estrecho con el paciente inmunocomprometido, generalmente, aunque no exclusivamente sus convivientes. De esta forma conseguiremos reducir en gran medida las probabilidades de exposición y por tanto de infección en el paciente inmunocomprometido cuando no lo podemos vacunar o pensamos que probablemente la vacuna no será eficaz.

Referencias

- Grupo de trabajo vacunación en población adulta y grupos de riesgo de la Ponencia de Programa y Registro de Vacunaciones. Vacunación en grupos de riesgo de todas las edades y en determinadas situaciones. Comisión de Salud Pública del Consejo Interterritorial del Sistema Nacional de Salud. Ministerio de Sanidad, Consumo y Bienestar Social, julio 2018.
- L. Salleras (Coordinador), P. Arrazola, J.M. Bayas, M. Campins, J. Castrodeza, A. Domínguez,
- V. Domínguez, J. Fernández-Crehuet, S. Fernández, JA. Forcada, J. R. de Juanes, R. López Gigosos, V. Pastor, MC. Sáenz Comité de Vacunas de la Socie-

dad Española de Medicina Preventiva, Salud Pública e Higiene. Calendario de vacunaciones sistemáticas del adulto y recomendaciones de vacunación para los adultos que presentan determinadas condiciones médicas, exposiciones, conductas de riesgo o situaciones especiales. Consenso 2014. Vacunas.2014;(15)1.

110. ¿Qué vacunas debe recibir el conviviente del paciente inmunocomprometido?

En general debe recibir la vacuna triple vírica y varicela atenuada en caso de susceptibilidad. También se recomienda la vacunación anual frente a gripe y COVID-19.

Otra vacuna que se debe valorar es la vacuna frente a herpes zóster, ya que, en caso de desarrollo de la enfermedad por reactivación del virus latente tras haber pasado la varicela, generalmente en la infancia, las lesiones cutáneas pueden ser contagiosas produciendo una varicela grave en nuestro paciente inmunocomprometido si este es susceptible.

Referencias

- Rubin LG, Levin MJ, Ljungman P, Davies EG, Avery R, Tomblyn M, *et al.* 2013 IDSA clinical practice guideline for vaccination of the immunocompromised host. Clinical infectious diseases: an official publication of the Infectious Diseases Society of America. 2014;58(3):309-18.

111. ¿Existe alguna vacuna contraindicada en los convivientes de un paciente inmunocomprometido?

En general, la única vacuna contraindicada en los convivientes de un paciente inmunocomprometido es la de la polio oral, debido a la probabilidad elevada de diseminación del virus vacunal en heces produciendo enfermedad grave en el paciente inmunocomprometido.

De todas formas, esta vacuna no está disponible actualmente en nuestro país. La vacuna que debe recibir el conviviente o incluso nuestro paciente inmunocomprometido, en caso de tener indicación, es la vacuna de la polio inactivada de administración intramuscular, ya que esta no presenta este tipo de problema y es la que tenemos disponible.

Referencias

- Rubin LG, Levin MJ, Ljungman P, Davies EG, Avery R, Tomblyn M, *et al.* 2013 IDSA clinical practice guideline for vaccination of the immunocompromised host. Clinical infectious diseases: an official publication of the Infectious Diseases Society of America. 2014;58(3):309-18.
- Grupo de trabajo vacunación en población adulta y grupos de riesgo de la Ponencia de Programa y Registro de Vacunaciones. Vacunación en población adulta. Comisión de Salud Pública del Consejo Interterritorial del Sistema Nacional de Salud. Ministerio de Sanidad, Consumo y Bienestar Social, septiembre 2018.
- Grupo de trabajo vacunación en población adulta y grupos de riesgo de la Ponencia de Programa y Registro de Vacunaciones. Vacunación en grupos de riesgo de todas las edades y en determinadas situaciones. Comisión de Salud Pública del Consejo Interterritorial del Sistema Nacional de Salud. Ministerio de Sanidad, Consumo y Bienestar Social, julio 2018.

112. ¿Se puede administrar la vacuna triple vírica a un paciente que convive con un inmunodeprimido?

La vacuna triple vírica se puede administrar con seguridad a los convivientes del paciente inmunocomprometido ya que no se han reportado casos de trasmisión de ninguno de los tres tipos de virus presentes en la vacuna atenuada a contactos del paciente vacunado.

Referencias

- Rubin LG, Levin MJ, Ljungman P, Davies EG, Avery R, Tomblyn M, *et al.* 2013 IDSA clinical practice guideline for vaccination of the immunocompromised host. Clinical infectious diseases: an official publication of the Infectious Diseases Society of America. 2014;58(3):309-18.

113. ¿Se puede administrar la vacuna de la varicela atenuada a un paciente que convive con un inmunodeprimido?

La vacuna atenuada frente a varicela puede transmitir la enfermedad solo en el caso de aparición de vesículas en el paciente (conviviente en este caso). Esto ocurre con muy baja probabilidad en las personas no inmunocomprometidas. En este caso se recomienda separar físicamente al paciente inmunocomprometido del conviviente enfermo hasta que las vesículas se sequen, que corresponde con el periodo de transmisibilidad de la enfermedad.

Referencias

- Rubin LG, Levin MJ, Ljungman P, Davies EG, Avery R, Tomblyn M, *et al.* 2013 IDSA clinical practice guideline for vaccination of the immunocompromised host. Clinical infectious diseases: an official publication of the Infectious Diseases Society of America. 2014;58(3):309-18.

114. ¿Se puede administrar la vacuna del rotavirus a un niño que convive con un paciente inmunodeprimido, por ejemplo, su hijo o hija?

No hay problema en vacunar frente a rotavirus a los hijos de pacientes inmunocomprometidos, pero debemos recomendar a nuestro paciente que se abstenga de cambiar los pañales durante el mes posterior a la recepción de la vacuna por el niño ya que el virus puede excretarse en heces durante este periodo produciendo teóricamente enfermedad en nuestro paciente inmunocomprometido.

Referencias

- Rubin LG, Levin MJ, Ljungman P, Davies EG, Avery R, Tomblyn M, *et al.* 2013 IDSA clinical practice guideline for vaccination of the immunocompromised host. Clinical infectious diseases: an official publication of the Infectious Diseases Society of America. 2014;58(3):309-18.

115. ¿Pueden los convivientes de pacientes inmunocomprometidos recibir vacunas atenuadas como la fiebre amarilla o la fiebre tifoidea oral en caso de indicación por un viaje internacional?

Los convivientes de pacientes inmunocomprometidos pueden recibir con seguridad las vacunas atenuadas como la fiebre amarilla o la fiebre tifoidea oral sin riesgo de trasmisión al paciente inmunocomprometido.

Referencias

- Rubin LG, Levin MJ, Ljungman P, Davies EG, Avery R, Tomblyn M, *et al.* 2013 IDSA clinical practice guideline for vaccination of the immunocompromised host. Clinical infectious diseases: an official publication of the Infectious Diseases Society of America. 2014;58(3):309-18.

116. ¿Se puede administrar la vacuna de la gripe intranasal a un niño que convive con un paciente inmunodeprimido, por ejemplo, sus hijos, nietos?

No existe contraindicación para administrar la vacuna atenuada intranasal frente al virus de la gripe a los hijos de pacientes inmunocomprometidos.

Las únicas excepciones se dan en los siguientes casos:

- Si el paciente ha recibido un trasplante de progenitores hematopoyéticos en los dos meses previos.
- Si presenta enfermedad injerto contra huésped.
- Si padece una inmunodeficiencia combinada severa.

En estas situaciones, se recomienda utilizar la vacuna inactivada intramuscular. Si, excepcionalmente, se opta por administrar la vacuna atenuada intranasal al niño, debe evitarse el contacto estrecho (a menos de un metro de distancia) con el paciente inmunocomprometido durante los 7 días posteriores a la vacunación.

Referencias

- Rubin LG, Levin MJ, Ljungman P, Davies EG, Avery R, Tomblyn M, *et al.* 2013 IDSA clinical practice guideline for vaccination of the immunocompromised host. Clinical infectious diseases: an official publication of the Infectious Diseases Society of America. 2014;58(3):309-18.

CAPÍTULO 7

NOS VAMOS DE VIAJE

CAPÍTULO 7

NOS VAMOS DE VIAJE

117. Me voy de viaje, ¿me tengo que vacunar?

Ciertos viajes internacionales, ya sea por motivos profesionales, sociales, de ocio o con fines humanitarios, conllevan una exposición a varios riesgos sanitarios que pueden prevenirse con la vacunación.

Los viajeros y en especial aquellos con condiciones de especial vulnerabilidad (inmunocomprometidos, embarazadas, personas con múltiples condiciones de comorbilidad o con itinerarios complejos) deben pedir cita con antelación suficiente al viaje en un centro de vacunación internacional para realizar una adecuada valoración del riesgo de enfermedades infecciosas en función de las características del viajero y del viaje así como la indicación de medidas preventivas, incluida la vacunación.

Referencias

- Rolfe RJ, Ryan ET, LaRocque RC. Travel Medicine. *Ann Intern Med.* 2023 Sep; 176(9):ITC129-ITC144. doi: 10.7326/AITC202309190. Epub 2023 Sep 12. PMID: 37696033.
- *Manual de vacunaciones e inmunizaciones.* [Internet]. Euskadi. Eusko Jaurlaritzaren Argitalpen Zerbitzu Nagusia; 2024; Capítulo 9: vacunación en personas viajeras; p. 313. [fecha de consulta: 21 de noviembre de 2025]. Disponible en: https://www.euskadi.eus/informacion/manual-de-vacunaciones/web01-a2gaixo/es/

118. En el paciente inmunocomprometido, ¿con cuánta antelación hay que empezar a vacunarse?

Se recomienda que las personas que planean viajar a regiones con alta prevalencia de enfermedades infecciosas consulten con un profesional sanitario con al menos 4 a 8 semanas de antelación. Este tiempo permite realizar estudios serológicos y, si es necesario, aplicar dosis adicionales de vacunas para asegurar una protección adecuada.

Aunque lo más conveniente es planificar con tiempo, los viajeros que organizan su salida en el último momento también pueden beneficiarse de una evaluación médica. Incluso una sola dosis de vacuna puede ofrecer cierta defensa inmunológica, por lo que es preferible recibir alguna protección antes del viaje, completando el esquema posteriormente cuando sea posible.

Referencias

- Aung AK, Trubiano JA, Spelman DW. Travel risk assessment, advice and vaccinations in immunocompromised travellers (HIV, solid organ transplant and haematopoeitic stem cell transplant recipients): A review. *Travel Med Infect Dis.* 2015 Jan-Feb; 13(1):31-47. doi: 10.1016/j.tmaid.2014.12.007. Epub 2014 Dec 31. PMID: 25593039.
- https://www.sanidad.gob.es/areas/sanidadExterior/laSaludTambienViaja/consejosSani tarios/consejosViajero.htm
- Andavac. Preguntas frecuentes. Viajes internacionales

119. En los inmunocomprometidos, ¿hay un tiempo especial o varía el tiempo para el efecto de estas vacunas?

En los inmunocomprometidos el tiempo necesario para lograr generar inmunidad es el mismo que en las personas no inmunocomprometidas. En general, este plazo se establece en quince días desde el momento de recibir la vacuna.

Referencias

- Aung AK, Trubiano JA, Spelman DW. Travel risk assessment, advice and vaccinations in immunocompromised travellers (HIV, solid organ transplant and haematopoeitic stem cell transplant recipients): A review. *Travel Med Infect Dis.* 2015 Jan-Feb; 13(1):31-47. doi: 10.1016/j.tmaid.2014.12.007. Epub 2014 Dec 31. PMID: 25593039.

120. ¿Debe tener precauciones especiales un viajero asplénico frente al riesgo de malaria?

Sí. Las personas asplénicas tienen mayor riesgo de desarrollar formas graves y fulminantes de malaria, especialmente por *Plasmodium falciparum*. Por ello, deben evitar en lo posible viajar a zonas de alta transmisión, y si lo hacen, seguir estrictamente las medidas de protección como quimioprofilaxis adecuada, uso de repelentes, ropa de manga larga y mosquiteras.

Referencias

- Canadian Committee to Advise on Tropical Medicine and Travel (CATMAT). Chapter 5.4 – Travellers with comorbidities: asplenia and malaria. In: Canadian recommendations for the prevention and treatment of malaria. Ottawa: Public Health Agency of Canada; 2021 [fecha de consulta: 21 de noviembre de 2025]. Disponible en: https://www.canada.ca/en/public-health/services/catmat/canadian-recommendations-prevention-treatment-malaria/chapter-5-4-travellers-co-morbidities.html

CAPÍTULO 8

ALGUNOS GRUPOS ESPECÍFICOS DE PACIENTES

CAPÍTULO 8

ALGUNOS GRUPOS ESPECÍFICOS DE PACIENTES

8.1. Paciente con trasplante de órgano sólido

121. Por norma general, ¿cuánto tiempo debe posponerse la vacunación tras un trasplante de órgano sólido?

Idealmente, las vacunas deben administrarse antes del trasplante, ya que tras este, la respuesta inmune puede verse reducida.

Si no fue posible, en general, las vacunas inactivadas recomendadas se deben administrar de 2 a 9 meses después del trasplante. Este intervalo puede variar en función del estado clínico del paciente, el tipo de trasplante, el riesgo epidemiológico y el tipo de vacuna. Las vacunas atenuadas están contraindicadas tras el trasplante.

Las vacunas antigripal y frente a COVID-19 no se administrarán antes del primer mes tras el trasplante. Otras vacunas inactivadas no se deben administrar antes de los seis meses tras el trasplante y en general cuando se hayan alcanzado las dosis de mantenimiento.

Referencias

- Rubin LG, Levin MJ, Ljungman P, Davies EG, Avery R, Tomblyn M, *et al.* 2013 IDSA clinical practice guideline for vaccination of the immunocompromised host. Clin Infect Dis. 2014 Feb 1;58(3):e44–100. doi: 10.1093/cid/cit684.

122. ¿Cuándo se debe recomendar la vacunación frente a gripe estacional en el paciente que ha recibido un trasplante de órgano sólido?

La vacunación frente a gripe inactivada debe recomendarse anualmente y puede iniciarse a partir del primer mes tras el trasplante durante el periodo epidémico.

Se recomienda el uso de vacunas inactivadas, y puede considerarse el uso de vacunas de alta dosis o adyuvadas para mejorar la inmunogenicidad en este grupo, según las recomendaciones oficiales vigentes.

Referencias

- Danziger-Isakov L, Kumar D; AST ID Community of Practice. Vaccination of solid organ transplant candidates and recipients: Guidelines from the American society of transplantation infectious diseases community of practice. *Clin Transplant.* 2019 Sep;33(9):e13563. doi: 10.1111/ctr.13563.
- Rubin LG, Levin MJ, Ljungman P, Davies EG, Avery R, Tomblyn M, *et al.* 2013 IDSA clinical practice guideline for vaccination of the immunocompromised host. *Clin Infect Dis.* 2014 Feb 1;58(3):e44–100. doi: 10.1093/cid/cit684.
- Grohskopf LA, Ferdinands JM, Blanton LH, Broder KR, Loehr J. Prevention and Control of Seasonal. Influenza with Vaccines: Recommendations of the Advisory Committee on Immunization Practices-United States, 2024-25 Influenza Season. *MMWR Recomm Rep.* 2024 Aug 29;73(5):1-25. doi: 10.15585/mmwr.rr7305a1. PMID: 39197095.

123. ¿Cuándo se debe recomendar la vacunación frente a COVID-19 en el paciente que ha recibido un trasplante de órgano sólido?

En pacientes que han recibido un trasplante de órgano sólido, la vacunación frente a COVID-19 se recomienda generalmente a partir de las 4 semanas después del trasplante, siempre que el paciente se encuentre clínicamente estable. Este intervalo permite reducir el riesgo de una respuesta inmunitaria ineficaz en la fase de máxima inmunosupresión.

Referencias

- Joachim E, Djamali A. Should Patients be Required to Receive COVID Vaccine to be Listed for Kidney Transplant?: COMMENTARY. Kidney360. 2024 Feb 1;5(2):180-181. doi: 10.34067/KID.0000000000000329.

124. ¿Es segura la vacuna recombinante y adyuvada frente a herpes zóster en los pacientes trasplantados de órgano sólido?

Sí, la vacuna recombinante y adyuvada frente a herpes zóster ha demostrado ser segura y bien tolerada en pacientes trasplantados de órgano sólido, incluso en los que reciben inmunosupresión mantenida. No contiene virus vivos, por lo que no presenta riesgo de diseminación viral. Asimismo, si bien la infección natural puede estimular el sistema inmunitario, lo que podría aumentar el riesgo de rechazo del injerto, no se ha evidenciado una correlación entre la vacunación y el rechazo del aloinjerto. Siempre que sea posible se realizará la vacunación antes de iniciarse el estado de inmunosupresión o aprovechando las mejores "ventanas inmunológicas" .

Se recomienda la vacunación frente a herpes zóster a partir de los 4-8 meses postrasplante.

Referencias

- López-Fauqued M, Co-van der Mee M, Bastidas A, Beukelaers P, Dagnew AF, Fernandez Garcia JJ, Schuind A, Tavares-da-Silva F. Safety Profile of the Adjuvanted Recombinant Zóster Vaccine in Immunocompromised Populations: An Overview of Six Trials. *Drug Saf.* 2021 Jul;44(7):811-823. doi: 10.1007/s40264-021-01076-w.
- Hirzel C, L'Huillier AG, Ferreira VH, Marinelli T, Ku T, Ierullo M, Miao C, Schmid DS, Juvet S, Humar A, Kumar D. Safety and immunogenicity of adjuvanted recombinant subunit herpes zóster vaccine in lung transplant recipients. Am J Transplant. 2021 Jun;21(6):2246-2253. doi: 10.1111/ajt.16534.
- Chambers DC, Cherikh WS, Harhay MO, Hayes D Jr, Hsich E, Khush KK, *et al.*; International Society for Heart and Lung Transplantation. The International Thoracic Organ Transplant Registry of the International Society for Heart and Lung Transplantation: Thirty-sixth adult lung and heart-lung transplantation Report-2019; Focus theme: Donor and recipient size match. *J Heart Lung Transplant.* 2019 Oct;38(10):1042-1055. doi: 10.1016/j.healun.2019.08.001.
- Grupo de trabajo de vacunación frente a herpes zóster de la Ponencia de Programa y Registro de Vacunaciones. Comisión de Salud Pública del Consejo Interterritorial del Sistema Nacional de Salud. Ministerio de Sanidad, marzo 2021. Disponible en: https://www.sanidad.gob.es/areas/promocionPrevencion/vacunaciones/programasDeVacunacion/docs/HerpesZóster_RecomendacionesVacunacion.pdf

8.2. Paciente con trasplante de progenitores hematopoyéticos

125. ¿En qué casos debemos vacunar frente al sarampión? ¿Qué criterios tenemos que valorar? ¿Qué vacuna poner y con qué pauta?

En pacientes que han recibido un trasplante de progenitores hematopoyéticos (TPH), la mayoría volverá a ser susceptibles al sarampión en los primeros cinco años tras el procedimiento, si no se realiza una revacunación.

Se vacunará exclusivamente a pacientes seronegativos y siempre a partir de los 2 años del TPH siempre y cuando:

a) Haya pasado al menos 1 año sin inmunosupresión: El período del año sin tratamiento inmunosupresor se puede rebajar hasta los 3 meses en caso de brote de sarampión comunitario.

b) Haga menos de 8-11 meses desde la última dosis de inmunoglobulina o de la última dosis de plasma: Al menos 8 meses para una dosis de Inmunoglobulinas de 400 mg/kg y 11 meses para dosis de 2 g/kg) .

c) Que el paciente no presente en ese momento enfermedad del injerto contra el huésped (EICH).

Se vacunará con vacuna atenuada triple vírica que contiene virus del sarampión, la rubeola y la parotiditis. La pauta es de dos dosis, separadas 4 semanas.

Referencias

- Grupo de trabajo vacunación en población adulta y grupos de riesgo de la Ponencia de Programa y Registro de Vacunaciones. Vacunación en grupos de riesgo de todas las edades y en determinadas situaciones. Comisión de Salud Pública del Consejo Interterritorial del Sistema Nacional de Salud. Ministerio de Sanidad, Consumo y Bienestar Social, julio 2018.

126. ¿En qué casos debemos vacunar frente a la varicela? ¿Qué criterios tenemos que valorar? ¿Qué vacuna poner y con qué pauta?

Se vacunará exclusivamente a pacientes seronegativos y siempre a partir de los 2 años del TPH siempre y cuando:

a) Haya pasado al menos 1 año sin inmunosupresión: El período del año sin tratamiento inmunosupresor se puede rebajar hasta los 3 meses en caso de brote de varicela comunitario.

b) Haga menos de 8-11 meses desde la última dosis de inmunoglobulina o de la última dosis de plasma: Al menos 8 meses para una dosis de Inmunoglobulinas de 400 mg/kg y 11 meses para dosis de 2 g/kg).

c) Que el paciente no presente en ese momento enfermedad del injerto contra el huésped (EICH).

Se utilizará la vacuna atenuada, administrando dos dosis separadas al menos cuatro semanas.

Referencias

- Grupo de trabajo vacunación en población adulta y grupos de riesgo de la Ponencia de Programa y Registro de Vacunaciones. Vacunación en grupos de riesgo de todas las edades y en determinadas situaciones. Comisión de Salud Pública del Consejo Interterritorial del Sistema Nacional de Salud. Ministerio de Sanidad, Consumo y Bienestar Social, julio 2018.

127. ¿Debemos solicitar serología de comprobación postvacunal tras la primovacunación frente a varicela o sarampión en estos pacientes? ¿Qué se debe solicitar para la comprobación de respuesta vacunal? ¿Cuándo se solicita?

En estos pacientes, se recomienda hacer comprobación serológica postvacunal tras la segunda dosis de la pauta de primovacunación tras las vacunas frente a varicela o de sarampión siempre que no estén recibiendo gammaglobulinas profilácticas. Se solicitará la cuantificación de los niveles de gammaglobulinas de tipo IgG.

Aunque la serología se puede extraer a partir del mes de la segunda dosis, es recomendable esperar 6 semanas para ver la respuesta máxima de aumento de anticuerpos. Aunque el nivel de anticuerpos en sangre puede caer con el tiempo, este nivel es muy estable para estas enfermedades por lo que se puede retrasar la extracción algunas semanas sin problemas, pudiendo así adjuntarla a otras extracciones rutinarias que tenga el paciente.

Referencias

- Rubin LG, Levin MJ, Ljungman P, Davies EG, Avery R, Tomblyn M, *et al.* 2013 IDSA clinical practice guideline for vaccination of the immunocompromised host. *Clin Infect Dis.* 2014 Feb 1;58(3):e44–100. doi: 10.1093/cid/cit684.

128. ¿Cómo actuamos en caso de no respuesta de los anticuerpos tras la primovacunación frente a varicela o sarampión en estos pacientes?

En este caso se debe administrar una sola dosis de recuerdo con comprobación serológica posterior. En caso de no lograr seroconversión tras la pauta completa de primovacunación y una dosis de refuerzo se considerará al paciente como no respondedor.

Referencias

- Grupo de trabajo vacunación en población adulta y grupos de riesgo de la Ponencia de Programa y Registro de Vacunaciones. Vacunación en grupos de riesgo de todas las edades y en determinadas situaciones. Comisión de Salud Pública del Consejo Interterritorial del Sistema Nacional de Salud. Ministerio de Sanidad, Consumo y Bienestar Social, julio 2018.

129. ¿Cómo actuamos en caso de que a pesar de las dosis de refuerzo, no consigamos respuesta en los niveles de los anticuerpos frente a varicela o sarampión en estos pacientes?

En este caso desarrollaremos una doble estrategia:

a) Por un lado el *cocooning* o estrategia del nido: aseguraremos que sus contactos estrechos (familiares, convivientes, etc.) estén protegidos frente a estas enfermedades.

b) Informar al paciente y reflejar en el historial clínico del paciente sobre su situación de no respondedor a la vacuna y, por tanto, susceptibilidad a estos virus. Esto es importante, ya que existen pautas de profilaxis pasiva que deberían ser valoradas en caso de exposición conocida al virus de la varicela o del sarampión y que el riesgo de complicaciones de estos pacientes en caso de adquisición de estos virus es elevado.

Referencias

- Grupo de trabajo vacunación en población adulta y grupos de riesgo de la Ponencia de Programa y Registro de Vacunaciones. Vacunación en grupos de riesgo de todas las edades y en determinadas situaciones. Comisión de Salud Pública del Consejo Interterritorial del Sistema Nacional de Salud. Ministerio de Sanidad, Consumo y Bienestar Social, julio 2018.
- Rubin LG, Levin MJ, Ljungman P, Davies EG, Avery R, Tomblyn M, *et al.* 2013 IDSA clinical practice guideline for vaccination of the immunocompromised host. *Clin Infect Dis.* 2014 Feb 1;58(3):e44–100. doi: 10.1093/cid/cit684.

130. ¿Es segura la vacuna recombinante y adyuvada frente a herpes zóster (Shingrix) en pacientes trasplantados de progenitores hematopoyéticos (TPH)?

La vacuna recombinante y adyuvada frente al herpes zóster es segura y eficaz en pacientes trasplantados de progenitores hematopoyéticos. Los estudios en trasplante autólogo muestran que administrarla poco después del procedimiento induce respuestas inmunes sólidas y reduce el riesgo de herpes zóster.

La primera dosis se administrará al menos 6 meses tras el trasplante.

Referencias

- Grupo de trabajo de vacunación frente a herpes zóster de la Ponencia de Programa y Registro de Vacunaciones. Comisión de Salud Pública del Consejo Interterritorial del Sistema Nacional de Salud. Ministerio de Sanidad, marzo 2021. Disponible en: https://www.sanidad.gob.es/areas/promocionPrevencion/vacunaciones/programasDeVacunacion/docs/HerpesZóster_RecomendacionesVacunacion.pdf
- Bastidas A, de la Serna J, El Idrissi M, Oostvogels L, Quittet P, López-Jiménez J, Vural F, Pohlreich D, Zuckerman T, Issa NC, Gaidano G, Lee JJ, Abhyankar S, Solano C, Perez de Oteyza J, Satlin MJ, Schwartz S, Campins M, Rocci A, Vallejo Llamas C, Lee DG, Tan SM, Johnston AM, Grigg A, Boeckh MJ, Campora L, Lopez-Fauqued M, Heineman TC, Stadtmauer EA, Sullivan KM; ZOE-HSCT Study Group Collaborators. Effect of Recombinant Zoster Vaccine on Incidence of Herpes Zoster After Autologous Stem Cell Transplantation: A Randomized Clinical

Trial. JAMA. 2019 Jul 9;322(2):123-133. doi: 10.1001/jama.2019.9053. Erratum in: JAMA. 2019 Aug 27;322(8):785. doi: 10.1001/jama.2019.11467. PMID: 31287523; PMCID: PMC6618796.

131. ¿Hay alguna circunstancia en la que los pacientes trasplantados de progenitores hematopoyéticos deban recibir más de una dosis de vacuna antigripal?

En pacientes con antecedente de trasplante de progenitores hematopoyéticos, en caso de administrar una dosis de vacuna antigripal antes del sexto mes postrasplante, se recomienda administrar una segunda dosis a las cuatro semanas.

Referencias

- Thomas LD, Batarseh E, Hamdan L, Haddadin Z, Dulek D, Kalams S, Stewart LS, Stahl AL, Rahman H, Amarin JZ, Hayek H, Ison M, Overton ET, Pergam SA, Spieker AJ, Halasa NB; Adult HCT Flu Study. Comparison of Two High-Dose Versus Two Standard-Dose Influenza Vaccines in Adult Allogeneic Hematopoietic Cell Transplant Recipients. *Clin Infect Dis.* 2023 Dec 15;77(12):1723-1732. doi: 10.1093/cid/ciad458.
- Consejo Interterritorial del Sistema Nacional de Salud. Recomendaciones de vacunación frente a gripe y COVID-19 en la temporada 2024-2025 en España. Aprobado por la Comisión de Salud Pública el 18 de julio de 2024. Elaborado por la Ponencia de Programa y Registro de Vacunaciones, junio 2024.

132. ¿Cuándo deben los receptores de progenitores hematopoyéticos y/o células CAR-T recibir una dosis adicional de la vacuna contra la COVID-19?

En casos de inmunodepresión grave (por ejemplo, receptores de progenitores hematopoyéticos durante los dos primeros años, en tratamiento inmunosupresor o que han desarrollado enfermedad de injerto contra huésped) se recomienda la administración de una dosis adicional de vacuna frente a COVID-19. Esta dosis se administrará al menos 3 meses después. En caso de ser necesario, por ejemplo, previamente al inicio de un tratamiento inmunosupresor, se podría reducir a las 3 semanas.

Referencias

- Consejo Interterritorial del Sistema Nacional de Salud. Recomendaciones de vacunación frente a gripe y COVID-19 en la temporada 2024-2025 en España. Aprobado por la Comisión de Salud Pública el 18 de julio de 2024. Elaborado por la Ponencia de Programa y Registro de Vacunaciones, junio 2024.

133. ¿Cuál es el momento óptimo para administrar vacunas inactivadas en pacientes receptores de progenitores hematopoyéticos o CAR-T, especialmente en relación con la programación de terapias citotóxicas o depleción de células B?

Si es posible, los pacientes programados para terapias citotóxicas o de depleción de células B deben completar su pauta de vacunación cuando sea posible antes del inicio o entre ciclos de terapias citotóxicas o de depleción de células B. Si es posible, se les podría permitir al menos 2 semanas tras completar la pauta para la formación de células T de memoria antes del inicio de las terapias/acondicionamiento citotóxicos o de depleción de células B.

Referencias

- Khawaja F, Papanicolaou G, Dadwal S, Pergam SA, Wingard JR, Boghdadly ZE, Abidi MZ, Waghmare A, Shahid Z, Michaels L, Hill JA, Kamboj M, Boeckh M, Auletta JJ, Chemaly RF. Frequently Asked Questions on Coronavirus Disease 2019 Vaccination for Hematopoietic Cell Transplantation and Chimeric Antigen Receptor T-Cell Recipients From the American Society for Transplantation and Cellular Therapy and the American Society of Hematology. *Transplant Cell Ther.* 2023 Jan;29(1):10-18. doi: 10.1016/j.jtct.2022.10.010.

8.3. *Inmunización en el paciente oncológico*

134. ¿Cuáles son las peculiaridades de la inmunización de los pacientes oncológicos?

La vacunación del paciente oncológico con tumores de órgano sólido es especialmente importante, ya que presentan un mayor riesgo de infecciones o una mayor gravedad de estas, siendo muchas de las infecciones prevenibles mediante la vacunación.

Peculiaridades del paciente oncológico:

- Cada paciente y cada proceso oncológico es particular; por tanto, es necesario disponer de protocolos de vacunación individualizados para cada paciente que contemplen el mejor momento para la administración de las vacunas.
- No todos los tratamientos quimioterápicos producen la misma inmunosupresión, ni requieren vacunación con las mismas vacunas.
- Siempre se deberá tener en cuenta los antecedentes vacunales de los pacientes para plantear el calendario de inmunización personalizado.
- Los pacientes oncológicos están inmunocomprometidos y esa situación puede durar mucho tiempo tras la suspensión del régimen terapéutico (meses, incluso años).
- Pueden perder total o parcialmente la protección conferida por las vacunas administradas antes del inicio del proceso oncológico y se responderá de manera deficiente a las vacunas administradas durante la terapia o incluso hasta un tiempo tras su cese.

Referencias

- Ministerio de Sanidad. Vacunación en grupos de riesgo de todas las edades y en determinadas situaciones [Internet]. Madrid: Gobierno de España; [fecha de consulta: 21 de noviembre de 2025]. Disponible en: https://www.sanidad.gob.es/areas/promocionPrevencion/vacunaciones/programasDeVacunacion/riesgo/Vac_GruposRiesgo_todasEdades.htm

135. ¿Cuándo es el mejor momento para iniciar un plan de inmunización para el paciente oncológico?

El mejor momento para vacunar a este tipo de pacientes es cuando se establece el diagnóstico. Sin embargo, esto no siempre es posible, por lo que en la práctica se pueden plantear tres momentos de inicio de la vacunación:

- Antes de comenzar el tratamiento.
- Durante el tratamiento.
- Tras la finalización del tratamiento.

a) Vacunación antes de comenzar el tratamiento: Es el mejor momento para la actualización del calendario de inmunización en cuyo caso lo recomendable será lo siguiente:

- Vacunas Inactivadas: dos semanas antes de iniciar el tratamiento idealmente, pero como estas vacunas no suponen un problema de seguridad para el paciente podrían administrarse en cualquier momento.

- Vacunas Atenuadas: al menos cuatro semanas antes de iniciar el tratamiento inmunosupresor.

b) Vacunación durante la terapia inmunosupresora: Los pacientes en tratamiento activo pueden tener una menor respuesta a la administración de las vacunas.

Se pueden administrar vacunas inactivadas (de subunidades, recombinantes, toxoides, mRNA sintético, etc.). Las vacunas son seguras, pero con efectividad posiblemente comprometida.

Las vacunas con virus vivos atenuados están contraindicadas durante la terapia inmunosupresora.

c) Vacunación tras la finalización del tratamiento:

Se pueden recibir vacunas atenuadas de 3 a 6 meses después de haber completado la Quimioterapia. Excepto para fármacos anti CD20 como el rituximab que debemos esperar de 6 a 12 meses después de haber recibido el fármaco.

Si se han administrado vacunas durante el tratamiento oncológico, debe valorarse la revacunación de 3 a 6 meses posterior a la finalización del mismo.

Referencias

- Fariñas F, Barranco JL, Ledo MT. Guía de vacunación del paciente oncológico y onco-hematológico. 1º ed. Madrid: Editorial Amazing Books; 2023. ISBN: 978-84-19792-01-3.
- Sociedad Española de Oncología Médica (SEOM). Posicionamiento SEOM: Vacunas para oncólogos [Internet]. Madrid: SEOM; 2022 [fecha de consulta: 14 de mayo de 2025]. Disponible en: https://seom.org/images/Posicionamiento_SEOM_Vacunas_para_oncologos.pdf

136. ¿Qué vacunas debe recibir por norma general un paciente que va a recibir quimioterapia?

Se recomiendan las siguientes vacunas inactivadas:

- Vacunación Antigripal anual (en temporada epidémica).
- Vacunación frente a COVID-19 (primovacunación o bien una dosis de recuerdo adaptada a la última variante).
- Vacunación anti herpes zóster. Tiene un potente adyuvante que estimula la inmunidad.
- Vacunación anti neumococo.

- Vacunación frente a virus respiratorio sincitial.
- Vacunación frente a virus del papiloma si el paciente es menor de 45 años.
- Se debe actualizar la vacunación frente a tétanos y difteria.
- Se valorará vacunación frente a hepatitis B y hepatitis a en función de factores de riesgo.
- Se valorarán vacunas anti meningocócicas y anti-*Haemophilus influenzae* serogrupo B e función de factores de riesgo.

Referencias

- Fariñas F, Barranco JL, Ledo MT. Guía de vacunación del paciente oncológico y onco-hematológico. 1º ed. Madrid: Editorial Amazing Books; 2023. ISBN: 978-84-19792-01-3.
- Sociedad Española de Oncología Médica (SEOM). Posicionamiento SEOM: Vacunas para oncólogos [Internet]. Madrid: SEOM; 2022 [fecha de consulta: 14 de mayo de 2025]. Disponible en: https://seom.org/images/Posicionamiento_SEOM_Vacunas_para_oncologos.pdf
- Grupo de trabajo vacunación en población adulta y grupos de riesgo de la Ponencia de Programa y Registro de Vacunaciones. Vacunación en grupos de riesgo de todas las edades y en determinadas situaciones. Comisión de Salud Pública del Consejo Interterritorial del Sistema Nacional de Salud. Ministerio de Sanidad, Consumo y Bienestar Social, julio 2018.
- Rubin LG, Levin MJ, Ljungman P, Davies EG, Avery R, Tomblyn M, *et al.* 2013 IDSA clinical practice guideline for vaccination of the immunocompromised host. *Clin Infect Dis.* 2014 Feb 1;58(3):e44–100. doi: 10.1093/cid/cit684.

8.4. Paciente con patología urológica y necesidad de inmunosupresores: esclerosis glomerular, síndrome hemolítico urémico

137. ¿Debemos vacunar frente a hepatitis B al paciente renal en diálisis?

Sí. Aunque la tecnología y la prestación del servicio de diálisis a los pacientes ha mejorado y la posibilidad de transmisión es mínima por este motivo, se sigue considerando que los pacientes en diálisis deben tener una protección adecuada frente a esta enfermedad por este motivo se deben utilizar dosis tipo booster para mantener esa inmunidad siempre y cuando estén en periodo de diálisis.

Referencias

- Edey M, Barraclough K, Johnson DW. Review article: Hepatitis B and dialysis. Nephrology (Carlton). 2010 Mar;15(2):137-45. doi: 10.1111/j.1440-1797.2009.01268.x. PMID: 20470270.

138. ¿Cuántas dosis de hepatitis B necesita un paciente en diálisis?

Paciente con patología renal/urológica que está en tratamiento inmunosupresor debe realizarse vacunación completa de Hepatitis B. Si no hay seroconversión se administrará otra pauta completa de 3 o 4 dosis con repetición de serología, En caso de no responder se realizarán determinaciones anuales de AgHBs. Si hay exposición al VHB se administrará inmunoglobulina específica antihepatitis B.

Referencias

- Saco TV, Strauss AT, Ledford DK. Hepatitis B vaccine nonresponders: Possible mechanisms and solutions. *Ann Allergy Asthma Immunol.* 2018 Sep;121(3):320-327. doi: 10.1016/j.anai.2018.03.017. Epub 2018 Mar 19. PMID: 29567355.
- Manual de vacunaciones e inmunizaciones. Euskadi. Eusko Jaurlaritzaren Argitalpen Zerbitzu Nagusia; 2024; Capítulo 7: vacunación en grupos de riesgo edad adulta p. 278. [fecha de consulta: 13 de abril de 2024]. Disponible en: https://www.euskadi.eus/informacion/manual-de-vacunaciones/web01-a2gaixo/es/

139. ¿Puedo utilizar vacuna hepatitis B del adulto doble carga en vez de adyuvadas o alta carga en pacientes hemodializados?

La pauta vacunal en este tipo de pacientes se debe realizar preferiblemente con vacuna adyuvada o de alta carga porque es más inmunógena y efectiva.

Referencias

- Fabrizi F, Cerutti R, Garcia-Agudo R, Bellincioni C, Porata G, Frontini G, Aoufi-Rabih S, Messa P. Adjuvanted recombinant HBV vaccine (HBV-AS04) is effective over extended follow-up in dialysis population. An open-label non randomized trial. Clin Res Hepatol Gastroenterol 2020;44(6):905-12. http://www.ncbi.nlm.nih.gov/pubmed/?term=Clin+Res+Hepatol+Gastroenterol+2020%3B44%286%29%3A905-12

8.5. Paciente con enfermedad autoinflamatoria dermatológica, reumatológica, intestinal o sistémica

140. ¿Por qué se deben vacunar los pacientes con enfermedades autoinflamatoria dermatológica, reumatológica, intestinal o sistémica?

En estos pacientes con trastornos autoinmunes, su sistema inmunitario ataca erróneamente los tejidos del cuerpo. Los actuales tratamientos se basan principalmente en la inmunosupresión/inmunomodulación, lo que deja a los pacientes vulnerables a las infecciones.

Referencias

- Kim A, Xie F, Abed OA, Moon JJ. Vaccines for immune tolerance against autoimmune disease. *Adv Drug Deliv Rev.* 2023 Dec;203:115140. doi: 10.1016/j.addr.2023.115140. Epub 2023 Nov 18. PMID: 37980949; PMCID: PMC10757742.

141. ¿Debemos revisar el estado vacunal frente la hepatitis B de los pacientes que reciben algún tipo de tratamiento inmunosupresor por enfermedad dermatológica, reumatológica o intestinal?

Sí, todo paciente que recibe algún tipo de inmunosupresor/inmunomodulador debe realizarse serologías para conocer su estado frente la hepatitis B.

Referencias

- Abud-Mendoza C, Aceves-Ávila FJ, Arce-Salinas CA, Álvarez Nemegyei J, Barile-Fabris L, Durán-Barragán S, *et al.* Update of the guidelines for the pharmacological treatment of rheumatoid arthritis by the Mexican College of Rheumatology 2023. *Reumatol Clin* (Engl Ed). 2024 May;20(5):263-280. doi: 10.1016/j.reumae.2024.02.009. Epub 2024 May 24. PMID: 38796394.

142. ¿Los pacientes con enfermedad dermatológica, reumatológica e intestinal que tipo de vacunas necesitan?

Los pacientes con este tipo de patologías, que vayan a recibir o estén recibiendo algún tipo de inmunosupresor/inmunomodulador deben administrarse como mínimo las vacunas frente a neumococo, Hepatitis B y herpes zóster, aunque algunas actualizaciones ya informan que se puede incluir el Virus del Papiloma Humano.

Referencias

- Paulsen MR, Patel NR, Sulis C, Farraye FA, Bhat S. Human Papillomavirus, Herpes Zóster, and Hepatitis B Vaccinations in Immunocompromised Patients: An Update for Pharmacists. *J Pharm Pract.* 2021 Dec;34(6):943-951. doi: 10.1177/0897190020958261. Epub 2020 Sep 17. PMID: 32938309.
- Greenberg GM, Koshy PA, Hanson MJS. Adult Vaccination. *Am Fam Physician.* 2022 nov; 106(5):534-542. PMID: 36379499.

143. ¿Los pacientes que presentan tratamiento con inmunosupresores tipo metrotexato, en patologías dermatológicas, reumatológicas e intestinales se deben vacunar contra SARS-CoV-2?

Todos los pacientes se deben vacunar contra SARS-CoV-2, aunque se ha demostrado que hay una menor respuesta inmunitaria celular y de anticuerpos a las vacunas contra la COVID-19.

Referencias

- Shirata M, Ito I, Tanaka M, Murata K, Murakami K, Ikeda H, Oi I, Hamao N, Nishioka K, Hayashi Y, Nagao M, Hashimoto M, Ito H, Ueno H, Morinobu A, Hirai T. Impact of methotrexate on humoral and cellular immune responses to SARS-CoV-2 mRNA vaccine in patients with rheumatoid arthritis. *Clin Exp Med.* 2023 Dec;23(8):4707-4720. doi: 10.1007/s10238-023-01163-5. Epub 2023 Aug 16. PMID: 37582911.

8.6. Paciente con patología neurológica y necesidad de inmunosupresores

144. ¿Pueden recibir las personas con miastenia gravis la vacuna frente a la fiebre amarilla?

No. Las personas con historia de disfunción del timo, incluyendo miastenia gravis y timoma tienen contraindicada la vacuna frente a la fiebre amarilla.

Referencias

- Ficha técnica Stamaril® polvo y disolvente para suspensión inyectable en jeringa precargada [Internet]. Agencia Española de Medicamentos y Productos Sanitarios (AEMPS); [fecha de consulta: 2 de mayo de 2025]. Disponible en: https://cima.aemps.es/cima/dochtml/ft/65098/FichaTecnica_65098.html
- Ministerio de Sanidad. La salud también viaja. Exención médica a la vacunación [Internet]. Madrid: Gobierno de España; [fecha de consulta: 2 de mayo de 2025]. Disponible en: https://www.sanidad.gob.es/areas/sanidadExterior/laSaludTambienViaja/centrosVacunacionInternacional/faq.htm
- Centers for Disease Control and Prevention (CDC). Travelers' Health. International Certificate of Vaccination or Prophylaxis (ICVP): Yellow Fever Vaccination Documentation [Internet]. Atlanta: CDC; [fecha de consulta: 2 de mayo de 2025]. Disponible en: https://wwwnc.cdc.gov/travel/page/icvp#exemption

145. En un paciente con esclerosis múltiple que requiere la vacuna frente a COVID-19 y está en tratamiento con rituximab, ¿se debe reducir la dosis de inmunosupresores o suspender su administración antes de la vacunación?

No se recomienda suspender ni reducir la dosis de rituximab ni de otros inmunosupresores antes de la vacunación contra la COVID-19. Aunque algunos tratamientos pueden disminuir la respuesta inmunitaria a la vacuna, modificar el esquema terapéutico podría comprometer el control de la enfermedad de base. En cualquier caso, la decisión debe ser individualizada y en coordinación con especialista en inmunización y especialista de la patología de base. La vacunación sigue siendo segura y se aconseja administrarla en el momento más óptimo dentro del ciclo del tratamiento, por ejemplo, antes de una nueva infusión de rituximab, si es posible.

Referencias

- Centers for Disease Control and Prevention (CDC). Interim Clinical Considerations for Use of COVID-19 Vaccines in the United States. May 1, 2025. Disponible en: https://www.cdc.gov/covid/hcp/vaccine-considerations/immunocompromised.html?utm_source=chatgpt.com

146. ¿Pueden las vacunas exacerbar brotes cuando se administran a pacientes con patologías neurológicas autoinmunitarias?

Las vacunas no aumentan la posibilidad de brotes en personas con enfermedades neurológicas de tipo autoinmunitario. La relación entre la vacunación a estos pacientes y la posibilidad de observar un mayor número de brotes de la enfermedad tras la vacunación ha sido más estudiado con las vacunas de gripe y COVID-19. En general, no se ha evidenciado un aumento de brotes de la enfermedad tras recibir estas vacunas en revisiones con gran número de pacientes, sino que se ha observado que reducen la hospitalización y mortalidad por estos virus en este tipo de pacientes.

Referencias

- Stefanou MI, Palaiodimou L, Theodorou A, Christodoulou MV, Tzartos JS, Tzanetakos D, *et al.* Safety of COVID-19 vaccines in multiple sclerosis: A systematic review and meta-analysis. *Mult Scler.* 2023 Apr;29(4-5):585-594. doi: 10.1177/13524585221150881. Epub 2023 Feb 1. PMID: 36722184; PMCID: PMC9895285.
- Bakirtzis C, Boziki MK, Karakasi MV, Moysiadis T, Grigoriadis N. The impact of SARS-CoV-2 immunization on COVID-19 disease course in people with myasthenia gravis. *Muscle Nerve.* 2023 May;67(5):412-416. doi: 10.1002/mus.27805. Epub 2023 Mar 3. PMID: 36814101.

8.7. Inmunodeficiencias primarias

147. ¿Por qué es importante vacunar a las personas adultas con inmunodeficiencias primarias (IDP)?

Las IDP son trastornos congénitos del sistema inmunitario que afectan a uno o más mecanismos de defensa frente a agentes infecciosos. Estas alteraciones condicionan una mayor predisposición a infecciones bacterianas y víricas, muchas de las cuales pueden prevenirse mediante vacunación.

La vacunación en personas con IDP forma parte esencial de las estrategias de prevención, ya que permite reducir la incidencia de infecciones y enfermedades inmunoprevenibles. Aunque la respuesta inmune puede estar disminuida o incluso ausente, especialmente en inmunodeficiencias graves o en pacientes en tratamiento con inmunoglobulinas, las vacunas inactivadas son seguras y, en muchos casos, inducen una respuesta parcial que puede ser clínicamente beneficiosa.

Referencias

- Grupo de trabajo vacunación en población adulta y grupos de riesgo de la Ponencia de Programa y Registro de Vacunaciones. Vacunación en grupos de riesgo de todas las edades y en determinadas situaciones. Comisión de Salud Pública del Consejo Interterritorial del Sistema Nacional de Salud. Ministerio de Sanidad, Consumo y Bienestar Social, julio 2018. [fecha de consulta: 21 de noviembre de 2025]. Disponible en: https://www.sanidad.gob.es/areas/promocionPrevencion/vacunaciones/programasDeVacunacion/riesgo/home.htm
- Sobh A, Bonilla FA. Vaccination in Primary Immunodeficiency Disorders. *J Allergy Clin Immunol Pract.* 2016 Nov-Dec;4(6):1066-1075. doi: 10.1016/j.jaip.2016.09.012. PMID: 27836056.

148. ¿Qué vacunas están recomendadas en adultos con inmunodeficiencias primarias?

Las vacunas recomendadas deben seleccionarse en función de la historia clínica, la gravedad de la inmunodeficiencia, el tratamiento concomitante y las recomendaciones oficiales vigentes según la epidemiología actualizada.

El objetivo de la vacunación en adultos con IDP no es solo prevenir infecciones, sino también reducir su gravedad y complicaciones, y evitar hospitalizaciones. Por este motivo, se priorizan vacunas frente a enfermedades respiratorias, sistémicas o con alta carga de morbimortalidad en pacientes inmunodeprimidos.

Referencias

- Grupo de trabajo vacunación en población adulta y grupos de riesgo de la Ponencia de Programa y Registro de Vacunaciones. Vacunación en grupos de riesgo de todas las edades y en determinadas situaciones. Comisión de Salud Pública del Consejo Interterritorial del Sistema Nacional de Salud. Ministerio de Sanidad, Consumo y Bienestar Social, julio 2018. [fecha de consulta: 21 de noviembre de 2025]. Disponible en: https://www.sanidad.gob.es/areas/promocionPrevencion/vacunaciones/programasDeVacunacion/riesgo/home.htm
- Sobh A, Bonilla FA. Vaccination in Primary Immunodeficiency Disorders. *J Allergy Clin Immunol Pract.* 2016 Nov-Dec;4(6):1066-1075. doi: 10.1016/j.jaip.2016.09.012. PMID: 27836056.
- Lopez A, Mariette X, Bachelez H, *et al.* Vaccination recommendations for the adult immunosuppressed patient: A systematic review and comprehensive field synopsis. *J Autoimmunity* 2017; 80: 10-27.

149. ¿Qué vacunas están contraindicadas o deben valorarse con precaución en personas con IDP?

La administración de vacunas debe valorarse cuidadosamente e individualizarse según el tipo y la gravedad de la inmunodeficiencia.

Las vacunas vivas atenuadas son las que presentan mayor riesgo potencial, ya que pueden causar enfermedad en personas con sistemas inmunitarios gravemente comprometidos, como afectación grave de la inmunidad celular, inmunodeficiencias combinadas o determinados tratamientos inmunosupresores. Sin embargo, en algunas IDP leves o parciales, como el déficit selectivo de IgA u otras, podría valorarse individualmente el uso de vacunas vivas si el paciente presenta buen estado clínico e inmunológico.

Referencias

- Grupo de trabajo vacunación en población adulta y grupos de riesgo de la Ponencia de Programa y Registro de Vacunaciones. Vacunación en grupos de riesgo de todas las edades y en determinadas situaciones. Comisión de Salud Pública del Consejo Interterritorial del Sistema Nacional de Salud. Ministerio de Sanidad, Consumo y Bienestar Social, julio 2018. [fecha de consulta: 21 de noviembre de 2025]. Disponible en: https://www.sanidad.gob.es/areas/promocionPrevencion/vacunaciones/programasDeVacunacion/riesgo/home.htm
- Sobh A, Bonilla FA. Vaccination in Primary Immunodeficiency Disorders. *J Allergy Clin Immunol* Pract. 2016 Nov-Dec;4(6):1066-1075. doi: 10.1016/j.jaip.2016.09.012. PMID: 27836056.

150. ¿Qué precauciones deben tenerse antes de administrar vacunas en adultos con IDP?

Antes de administrar cualquier vacuna a una persona con IDP, es imprescindible realizar una evaluación individualizada que contemple tanto aspectos clínicos como inmunológicos. El objetivo es garantizar la seguridad de la vacunación y optimizar su eficacia.

Las principales precauciones incluyen:

- Conocer el tipo de inmunodeficiencia: Es fundamental conocer el diagnóstico inmunológico del paciente (deficiencia humoral, celular, combinada, etc.), ya que condiciona qué vacunas están contraindicadas o pueden valorarse.
- Revisar tratamiento actual: Si el paciente recibe tratamiento sustitutivo con inmunoglobulinas, algunas vacunas pueden ser ineficaces debido a la interferencia con los anticuerpos pasivos. En estos casos, deben respetarse los intervalos recomendados entre la administración de inmunoglobulinas y ciertas vacunas.
- Situación clínica y estabilidad inmunológica: En pacientes con enfermedad activa, infecciones concomitantes o deterioro inmunológico, puede ser necesario posponer la vacunación hasta lograr una situación más estable.
- Confirmación de indicación.
- Antecedentes de reacciones adversas.

Referencias

- Grupo de trabajo vacunación en población adulta y grupos de riesgo de la Ponencia de Programa y Registro de Vacunaciones. Vacunación en grupos de riesgo de todas las edades y en determinadas situaciones. Comisión de Salud Pública del Consejo Interterritorial del Sistema Nacional de Salud. Ministerio de Sanidad, Consumo y Bienestar Social, julio 2018. [fecha de consulta: 21 de noviembre de 2025]. Disponible en: https://www.sanidad.gob.es/areas/promocionPrevencion/vacunaciones/programasDeVacunacion/riesgo/home.htm

151. ¿Qué influencia tiene el tipo y gravedad de la inmunodeficiencia en la eficacia de las vacunas?

La eficacia de las vacunas en pacientes con IDP depende en gran medida del tipo de defecto inmunológico y de su gravedad. Las IDP pueden afectar la inmunidad humoral, celular, combinada, el sistema fagocítico o el complemento, y cada una de estas alteraciones influye de forma distinta en la capacidad del organismo para generar una respuesta vacunal adecuada.

En las IPD humorales, como la inmunodeficiencia variable común, la producción de anticuerpos específicos tras la vacunación puede estar reducida o ausente. En estos casos, aunque las vacunas inactivadas son seguras, su utilidad puede ser limitada.

En las IDP combinadas o con afectación celular, además de una baja inmunogenicidad, existe el riesgo de complicaciones con vacunas vivas atenuadas, que suelen estar contraindicadas.

Por el contrario, en IDP leves o con afectación parcial, la respuesta vacunal puede ser adecuada, especialmente con vacunas conjugadas, que inducen mejor inmunidad.

Referencias

- Grupo de trabajo vacunación en población adulta y grupos de riesgo de la Ponencia de Programa y Registro de Vacunaciones. Vacunación en grupos de riesgo de todas las edades y en determinadas situaciones. Comisión de Salud Pública del Consejo Interterritorial del Sistema Nacional de Salud. Ministerio de Sanidad, Consumo y Bienestar Social, julio 2018. [fecha de consulta: 21 de noviembre de 2025]. Disponible en: https://www.sanidad.gob.es/areas/promocionPrevencion/vacunaciones/programasDeVacunacion/riesgo/home.htm

- Hanitsch LG, Lobel M, Mieves JF, et al. Cellular and humoral influenza-specific immune response upon vaccination inpatients with common variable immunodeficiency and unclassified antibody deficiency. Vaccine 2016; 34: 2417-2423.

152. ¿Cómo influye el tratamiento con inmunoglobulinas en la administración de vacunas?

El tratamiento sustitutivo con inmunoglobulinas, habitual en muchas inmunodeficiencias primarias, puede interferir en la respuesta a algunas vacunas, especialmente a las vacunas vivas atenuadas, aunque hay que recordar que a veces están contraindicadas. Esto se debe a que las inmunoglobulinas aportan anticuerpos pasivos que pueden neutralizar el agente vacunal antes de que el sistema inmunitario del paciente genere una respuesta activa.

Las vacunas atenuadas deben evitarse mientras el paciente reciba inmunoglobulinas o respetar los intervalos mínimos recomendados (habitualmente entre 3 y 11 meses tras la última dosis, según el producto y la vacuna).(Ver apartado 2)

En el caso de las vacunas inactivadas, no existe contraindicación, pero la respuesta inmune no se puede valorar mediante serología, ya que los anticuerpos detectados podrían proceder de la inmunoglobulina administrada.

Se recomienda priorizar vacunas inactivadas, administrar las vacunas necesarias antes de iniciar el tratamiento si es posible, y coordinar la planificación vacunal con el tratamiento y seguimiento inmunológico.

Referencias

- Grupo de trabajo vacunación en población adulta y grupos de riesgo de la Ponencia de Programa y Registro de Vacunaciones. Vacunación en grupos de riesgo de todas las edades y en determinadas situaciones. Comisión de Salud Pública del Consejo Interterritorial del Sistema Nacional de Salud. Ministerio de Sanidad, Consumo y Bienestar Social, julio 2018. [fecha de consulta: 21 de noviembre de 2025]. Disponible en: https://www.sanidad.gob.es/areas/promocionPrevencion/vacunaciones/programasDeVacunacion/riesgo/home.htm

8.8. *Infección VIH*

153. ¿Por qué es importante vacunar a las personas con VIH?

La infección por VIH produce una alteración del sistema inmunológico que aumenta el riesgo de infecciones inmunoprevenibles o de padecer un cuadro de mayor gravedad que las personas sin infección por el VIH. Incluso en aquellos con tratamiento antirretroviral eficaz y recuperación de linfocitos CD4, el riesgo de complicaciones puede ser mayor que en la población general. La vacunación es una estrategia clave para fortalecer su sistema inmune y así prevenir morbilidad, hospitalizaciones y muertes por enfermedades inmunoprevenibles.

Referencias

- Grupo de estudio de SIDA (GeSIDA) y de la sociedad española de enfermedades infecciosas y microbiología clínica (SEIMC) y Sociedad Española de Medicina Preventiva, Salud Pública y Gestión Sanitaria (SEMPSPGS). Documento de consenso de GeSIDA/Sociedad Española de Medicina Preventiva, Salud Pública y Gestión Sanitaria sobre inmunización en personas adultas con VIH (https://guiasclinicas.gesida-seimc.org/)
- Grupo de trabajo vacunación en población adulta y grupos de riesgo de la Ponencia de Programa y Registro de Vacunaciones. Vacunación en grupos de riesgo de todas las edades y en determinadas situaciones. Comisión de Salud Pública del Consejo Interterritorial del Sistema Nacional de Salud. Ministerio de Sanidad, Consumo y Bienestar Social, julio 2018

154. ¿Cuándo es el mejor momento para vacunar a una persona con VIH?

El mejor momento es cuando el paciente:

- Está en tratamiento antirretroviral estable.
- Tiene un recuento de linfocitos CD4 ≥200 células/µl (preferiblemente ≥350).
- Presenta carga viral indetectable o en descenso.

En casos de diagnóstico reciente o recuentos bajos de CD4, se deben priorizar vacunas inactivadas de alto riesgo (como gripe o COVID-19) y posponer vacunas vivas hasta mejorar la inmunidad.

Referencias

- Grupo de estudio de SIDA (GeSIDA) y de la sociedad española de enfermedades infecciosas y microbiología clínica (SEIMC) y Sociedad Española de Medicina Preventiva, Salud Pública y Gestión Sanitaria (SEMPSPGS). Documento de consenso de GeSIDA/Sociedad Española de Medicina Preventiva, Salud Pública y Gestión Sanitaria sobre inmunización en personas adultas con VIH (https://guiasclinicas.gesida-seimc.org/)
- Grupo de trabajo vacunación en población adulta y grupos de riesgo de la Ponencia de Programa y Registro de Vacunaciones. Vacunación en grupos de riesgo de todas las edades y en determinadas situaciones. Comisión de Salud Pública del Consejo Interterritorial del Sistema Nacional de Salud. Ministerio de Sanidad, Consumo y Bienestar Social, julio 2018
- Rubin LG, Levin MJ, Ljungman P, Graham E, Avery R, Tomblyn M *et al.* 2013 IDSA Clinical Practice Guideline for Vaccination of the Immunocompromised Host. *Clin InfectDis.* 2014;59: e44-e100.
- Public Health Agency of Canada. Part 3-Vaccination of specific populations. Immunization of immunocompromised persons: Canadian Immunization Guide. 2025.
- Geretti AM, Brook G, Cameron C, *et al.* British HIV Association guidelines on the use of vaccines in HIV positive adults 2015. *HIV Med* 2016; 17 (Suppl 3): s2-s81.

155. ¿Cuál es el esquema de inmunización en personas con la infección por el virus de la inmunodeficiencia humana (VIH)?

Antes de iniciar cualquier pauta de inmunización en personas con infección por VIH, se recomienda realizar un estudio serológico amplio para determinar el estado inmunitario frente a diversas enfermedades prevenibles por vacunación.

Plan de Inmunización a establecer de manera general:

- Gripe: Recomendación anual en temporada epidémica.
- Neumococo: Uso de vacunas conjugadas (VNC-20 o ▼ VNC-21) con intervalos específicos según antecedentes vacunales.
- Meningococo: Recomendaciones diferenciadas para grupos A-C-W-Y y B.
- Triple vírica y varicela: Evaluación según serología y recuento de CD4.
- Hepatitis A y B: Pautas ajustadas según CD4.
- Herpes zóster: Vacuna recombinante recomendada en pacientes estables con Terapia antirretroviral. En personas con VIH y CD4 ≥200/µl no es necesario esperar tras el diagnóstico para vacunarlas. Si los CD4 son <200/µl, el momento de la vacunación se decidirá de forma individual y puede aplazarse si se prevé una mejoría inmunitaria en 2-3 meses después de iniciar el tratamiento antirretroviral. La pauta es de 2 dosis separadas por dos meses.
- VPH: Recomendación hasta los 45 años, con pauta de 3 dosis.
- Hib: Debido a que la incidencia de infección por Hib es baja en adultos infectados por VIH, esta inmunización no está recomendada en ausencia de otros riesgos específicos que así lo indiquen como asplenia o disfunción esplénica, deficiencia del complemento (incluidos los que reciben tratamiento con inhibidores del complemento; Eculizumab, Ravolizumab). También está indicada en VIH de 18 años o menos que no hayan recibido la inmunización previamente.

▼ VNC-21 está sujeto a seguimiento adicional, es prioritaria la notificación de sospechas de reacciones adversas asociadas a este medicamento.

Referencias

- Crum-Cianflone NF, Wallace MR. Vaccination in HIV-infected adults. AIDS Patient Care STDS. 2014;28(8):397–410. doi:10.1089/apc.2014.0121. PMID: 25029589; PMCID: PMC4117268.
- Piñera C, Blamey R, Villena R. Vacunas en pacientes con VIH/SIDA. *Rev Med Clin Las Condes.* 2020;31(3):317–329.
- Grupo de trabajo vacunación en población adulta y grupos de riesgo de la Ponencia de Programa y Registro de Vacunaciones. Vacunación en grupos de riesgo de todas las edades y en determinadas situaciones. Comisión de Salud Pública del Consejo Interterritorial del Sistema Nacional de Salud. Ministerio de Sanidad, Consumo y Bienestar Social, julio 2018.

- Grupo de trabajo GeSIDA.Documento de Prevención y Tratamiento de infecciones oportunistas y otras coinfecciones en pacientes con infección por VIH (Actualización 2021). Disponible en: https://guiasclinicas.gesida-seimc.org/
- Grupo de trabajo de Recomendaciones de Vacunación frente a VPH de la Ponencia de Programa y Registro de Vacunaciones. Recomendación de vacunación frente a VPH. Revisión de la estrategia de una dosis. Comisión de Salud Pública del Consejo Interterritorial del Sistema Nacional de Salud. Ministerio de Sanidad, julio de 2024. Disponible en: https://www.sanidad.gob.es/areas/promocionPrevencion/vacunaciones/comoTrabajamos/docs/VPH_recomendaciones_vacunacion_estrategia1dosis.pdf

156. ¿Cuándo es seguro administrar vacunas vivas atenuadas en pacientes con VIH?

Depende del estado inmunológico del paciente. Las vacunas vivas atenuadas están contraindicadas si el recuento de linfocitos CD4 es inferior a 200 células/μl o el porcentaje es <15%. En pacientes con buena respuesta inmunológica, algunas vacunas vivas pueden considerarse bajo valoración clínica individual. Las vacunas vivas atenuadas pueden estar contraindicadas en personas con infección por el VIH que presentan inmunosupresión importante debido al riesgo de infección diseminada. En estos casos, se suele esperar a la mejora de la inmunodepresión tras el inicio del tratamiento antirretroviral.

Referencias

- Grupo de estudio de SIDA (GeSIDA) y de la sociedad española de enfermedades infecciosas y microbiología clínica (SEIMC) y Sociedad Española de Medicina Preventiva, Salud Pública y Gestión Sanitaria (SEMPSPGS). Documento de consenso de GeSIDA/Sociedad Española de Medicina Preventiva, Salud Pública y Gestión Sanitaria sobre inmunización en personas adultas con VIH (https://guiasclinicas.gesida-seimc.org/)
- Grupo de trabajo vacunación en población adulta y grupos de riesgo de la Ponencia de Programa y Registro de Vacunaciones. Vacunación en grupos de riesgo de todas las edades y en determinadas situaciones. Comisión de Salud Pública del Consejo Interterritorial del Sistema Nacional de Salud. Ministerio de Sanidad, Consumo y Bienestar Social, julio 2018.
- Agencia Española de Medicamentos y Productos Sanitarios. https://www.aemps.gob.es/medicamentos-de-uso-humano/medicamentos-biologicos/vacunas/

- Geretti AM, Brook G, Cameron C, *et al.* British HIV Association guidelines on the use of vaccines in HIV positive adults 2015. HIV Med 2016; 17 (Suppl 3): s2-s81.

157. ¿Cuándo están contraindicadas las vacunas atenuadas en personas con VIH?

Las vacunas vivas atenuadas están contraindicadas si el recuento de CD4 es <200 células/µl o <15% del total de linfocitos. Estas incluyen:

Referencias

- Grupo de estudio de SIDA (GeSIDA) y de la sociedad española de enfermedades infecciosas y microbiología clínica (SEIMC) y Sociedad Española de Medicina Preventiva, Salud Pública y Gestión Sanitaria (SEMPSPGS). Documento de consenso de GeSIDA/Sociedad Española de Medicina Preventiva, Salud Pública y Gestión Sanitaria sobre inmunización en personas adultas con VIH (https://guiasclinicas.gesida-seimc.org/)
- Grupo de trabajo vacunación en población adulta y grupos de riesgo de la Ponencia de Programa y Registro de Vacunaciones. Vacunación en grupos de riesgo de todas las edades y en determinadas situaciones. Comisión de Salud Pública del Consejo Interterritorial del Sistema Nacional de Salud. Ministerio de Sanidad, Consumo y Bienestar Social, julio 2018
- Agencia Española de Medicamentos y Productos Sanitarios. https://www.aemps.gob.es/medicamentos-de-uso-humano/medicamentos-biologicos/vacunas/
- Haut Conseil de la Santé Publique. Vaccination des personnes immunodéprimées ou aspléniques Recommandations. Disponible en: http://www.hcsp.fr/Explore.cgi/Telecharger?NomFichier=hcspr20141107_vaccinationimmunodeprime.pdf.
- Public Health Agency of Canada. Part 3-Vaccination of specific populations. Immunization of immunocompromised persons: Canadian Immunization Guide. 2023.

158. ¿Cómo influye el recuento de CD4 en la respuesta a las vacunas en pacientes con VIH?

El recuento de linfocitos CD4 es un indicador clave del estado inmunológico en personas con VIH y afecta la respuesta a las vacunas:

- **Recuento de CD4 >200 células/mm^3:** Las personas suelen tener una respuesta adecuada a la mayoría de las vacunas, incluyendo algunas vivas atenuadas.
- **Recuento de CD4 <200 células/mm^3:** La respuesta inmunitaria a las vacunas puede ser subóptima, y las vacunas vivas atenuadas están generalmente contraindicadas debido al riesgo de enfermedad asociada a la vacuna.

Por lo tanto, es preferible vacunar cuando el recuento de CD4 es igual o superior a 200 células/mm^3 y la carga viral está controlada.

Referencias

- Grupo de estudio de SIDA (GeSIDA) y de la sociedad española de enfermedades infecciosas y microbiología clínica (SEIMC) y Sociedad Española de Medicina Preventiva, Salud Pública y Gestión Sanitaria (SEMPSPGS). Documento de consenso de GeSIDA/Sociedad Española de Medicina Preventiva, Salud Pública y Gestión Sanitaria sobre inmunización en personas adultas con VIH (https://guiasclinicas.gesida-seimc.org/)
- Grupo de trabajo vacunación en población adulta y grupos de riesgo de la Ponencia de Programa y Registro de Vacunaciones. Vacunación en grupos de riesgo de todas las edades y en determinadas situaciones. Comisión de Salud Pública del Consejo Interterritorial del Sistema Nacional de Salud. Ministerio de Sanidad, Consumo y Bienestar Social, julio 2018
- Geretti AM, Brook G, Cameron C, *et al.* British HIV Association guidelines on the use of vaccines in HIV positive adults 2015. *HIV Med* 2016; 17 (Suppl 3): s2-s81.

159. ¿Es necesario realizar pruebas serológicas después de la vacunación en pacientes con VIH?

Antes de vacunar:

Se recomienda realizar pruebas serológicas previas cuando se desconoce el estado inmunitario frente a determinadas enfermedades o se sospecha inmunidad previa, especialmente si se trata de vacunas atenuadas para evitar el riesgo potencial.

- Vacunas frente a Sarampión, rubéola, parotiditis y varicela:

– Comprobar inmunidad antes de administrar vacunas atenuadas si el paciente cumple criterios inmunológicos para recibirlas (CD4 >200).

- Hepatitis A y B:

  – Puede resultar útil determinar anticuerpos antes de vacunar, ya que muchos pacientes pueden estar inmunizados por contacto previo con servicios de salud o vacunación incompleta.

Después de vacunar:

En algunos casos se recomienda comprobar si ha habido respuesta a la vacuna:

- Hepatitis B:

  – Serología 4–8 semanas después de la última dosis para verificar si el paciente ha alcanzado niveles protectores de anticuerpos (anti-HBs ≥100 mUI/ml).

- Hepatitis A:

  – Serología 2–3 meses después si CD4 <350 o si se han administrado más de 2 dosis por falta de respuesta inicial.

- Varicela y sarampión:

  – Serología 4–6 semanas después.

Referencias

- Grupo de trabajo vacunación en población adulta y grupos de riesgo de la Ponencia de Programa y Registro de Vacunaciones. Vacunación en grupos de riesgo de todas las edades y en determinadas situaciones. Comisión de Salud Pública del Consejo Interterritorial del Sistema Nacional de Salud. Ministerio de Sanidad, Consumo y Bienestar Social, julio 2018.

160. ¿Deben vacunarse los convivientes de personas con VIH?

Sí, es recomendable que los convivientes de personas con VIH estén correctamente vacunados frente a enfermedades transmisibles que podrían afectar gravemente a la persona con VIH.

Referencias

- Grupo de estudio de SIDA (GeSIDA) y de la sociedad española de enfermedades infecciosas y microbiología clínica (SEIMC) y Sociedad Española de Medicina Preventiva, Salud Pública y Gestión Sanitaria (SEMPSPGS). Documento de consenso de GeSIDA/Sociedad Española de Medicina Preventiva, Salud Pública y Gestión Sanitaria sobre inmunización en personas adultas con VIH (https://guiasclinicas.gesida-seimc.org/)

- Grupo de trabajo vacunación en población adulta y grupos de riesgo de la Ponencia de Programa y Registro de Vacunaciones. Vacunación en grupos de riesgo de todas las edades y en determinadas situaciones. Comisión de Salud Pública del Consejo Interterritorial del Sistema Nacional de Salud. Ministerio de Sanidad, Consumo y Bienestar Social, julio 2018
- Comité Asesor de Vacunas (CAV-AEP). Vacunación de convivientes de pacientes con patologías de riesgo. Manual de inmunizaciones en línea de la AEP [Internet]. Madrid: AEP; jul/2020. Disponible en: http://vacunasaep.org/documentos/manual/cap-18). [fecha de consulta: 21 de noviembre de 2025].

161. ¿Cuáles son las vacunas que deben recibir los convivientes de personas con VIH?

Todos los convivientes de personas VIH+ deben recibir la vacunación antigripal en temporada epidemiológica y el recuerdo frente a la variante específica de COVID-19 cada temporada según las recomendaciones oficiales.

Además, los convivientes de pacientes VIH+ susceptibles, deben estar inmunizados frente a sarampión y varicela.

Referencias

- Recomendaciones vacunación gripe. Temporada 2025-2026, España. Comisión de Salud Pública el 3 de julio de 2025. Ponencia de Programa y Registro de Vacunaciones, junio 2025.
- Recomendaciones vacunación COVID-19 septiembre 2025. Temporada 2025-2026, España. Comisión de Salud Pública el 3 de julio de 2025. Ponencia de Programa y Registro de Vacunaciones, junio 2025.
- Rubin LG, Levin MJ, Ljungman P, Davies EG, Avery R, Tomblyn M, *et al.* 2013 IDSA clinical practice guideline for vaccination of the immunocompromised host. Clinical infectious diseases: an official publication of the Infectious Diseases Society of America. 2014;58(3):309-18.

- Grupo de estudio de SIDA (GeSIDA) y de la sociedad española de enfermedades infecciosas y microbiología clínica (SEIMC) y Sociedad Española de Medicina Preventiva, Salud Pública y Gestión Sanitaria (SEMPSPGS). Documento de consenso de GeSIDA/Sociedad Española de Medicina Preventiva, Salud Pública y Gestión Sanitaria sobre inmunización en personas adultas con VIH (https://guiasclinicas.gesida-seimc.org/)
- Grupo de trabajo vacunación en población adulta y grupos de riesgo de la Ponencia de Programa y Registro de Vacunaciones. Vacunación en grupos de riesgo de todas las edades y en determinadas situaciones. Comisión de Salud Pública del Consejo Interterritorial del Sistema Nacional de Salud. Ministerio de Sanidad, Consumo y Bienestar Social, julio 2018

8.9. Inmunización en el paciente con asplenia anatómica o funcional grave

162. ¿Cuáles son las funciones del Bazo?

El bazo tiene una función inmunitaria única. Proporciona células presentadoras de antígenos para facilitar la respuesta de los linfocitos B contra antígenos sanguíneos.

El bazo desempeña un papel importante en la defensa del huésped frente a la infección, al actuar como filtro de bacterias circulantes y de parásitos intracelulares, y facilitar la fagocitosis de bacterias capsuladas mediante su destrucción (opsonización).

Referencias

- Lewis SM, Williams A, Eisenbarth SC. Structure-function of the immune system in the spleen. Sci Immunol. 2019;4(33):eaau6085. PubMed PMID: 30824527.

163. ¿Cuáles son los principales efectos, o las complicaciones que pudieran aparecer, de no tener bazo, o que no funcione correctamente?

Las personas con asplenia anatómica o funcional pueden presentar complicaciones infecciosas con una mortalidad elevada. Existe una mayor susceptibilidad frente a bacterias capsuladas como *Streptococcus pneumoniae* (el más frecuente, un 50-90% de los casos), *Haemophilus influenzae* (10-15% infecciones) y *Neisseria meningitidis* en menor frecuencia.

Entre el 50-90% de los episodios de sepsis fulminante (*overwhelming postsplenectomy infection*) en pacientes con asplenia están ocasionados por *S. pneumoniae* y su letalidad es superior al 50%. Este riesgo es de especial relevancia en los dos primeros años después de la esplenectomía. Este riesgo es superior en los pacientes con enfermedades de base hematológicas o inmunológicas que en los pacientes que son esplenectomizados a causa de un trauma esplénico.

En general el riesgo infeccioso en términos de morbilidad y mortalidad es mayor en los niños con asplenia y en caso de hemoglobinopatías constitucionales, siendo más bajo en los pacientes esplenectomizados por traumatismos.

Referencias

- Sinwar PD. Overwhelming post-splenectomy infection syndrome—a review study. Int J Surg. 2014;12(12):1314-6. PubMed PMID: 25463041.

164. ¿Cuáles son las principales causas de la asplenia?

La asplenia puede ser anatómica o funcional, bien sea congénita o adquirida.

Principales causas congénitas de asplenia:

- Drepanocitosis (anemia falciforme), talasemias y otras hemoglobinopatías.
- Sindrómicas: heterotaxia con asplenia o poliesplenia (síndrome de Ivemark), poliendocrinopatía autoinmune tipo I (síndrome APECED), síndrome de Stormorken.
- Asplenia funcional por sobrecarga: enfermedad de Gaucher, enfermedad de Niemann Pick, amiloidosis.
- Asplenia congénita aislada, esporádica o familiar.

Principales causas de asplenia adquirida:

- Esplenectomía quirúrgica.
- Infarto esplénico
- Asplenia por irradiación terapéutica.

Por otro lado, pueden ocurrir anomalías funcionales esplénicas (hiposplenismo) en una cierta cantidad de enfermedades, bien sea por la propia evolución de la enfermedad o por los tratamientos que se aplican, entre ellas:

- Enfermedad celíaca en el adulto, enfermedad de Whipple.
- Trasplante de progenitores hematopoyéticos, especialmente en situación de enfermedad injerto contra huésped (EICH) crónica.
- Enfermedades autoinmunes.
- Cirrosis etílica.

Referencias

- Lewis SM, Williams A, Eisenbarth SC. Structure-function of the immune system in the spleen. Sci Immunol. 2019;4(33):eaau6085. PubMed PMID: 30824527.

165. ¿Qué vacunas son recomendables para un paciente con asplenia anatómica o funcional?

Las vacunas recomendadas para los pacientes con asplenia o hipoesplenia son aquellas recomendadas en el calendario de vacunación vigente para los niños y adultos, además se recomiendan específicamente, las vacunas contra bacterias encapsuladas (*S. Pneumoniae, Haemophilus influenzae* tipo b, *Neisseria meningitidis*).

Además se debe inmunizar frente a gripe y COVID-19 por el mayor riesgo de complicaciones de los pacientes esplenectomizados o con disfunción esplénica de complicaciones en caso de coinfección de estos virus con bacterias capsuladas.

Referencias

- Lee GM. Preventing infections in children and adults with asplenia. *Hematology Am Soc Hematol* Educ Program. 2020 Dec 4;2020(1):328-335. doi: 10.1182/hematology.2020000117. PMID: 33275684; PMCID: PMC7727556.

166. ¿Cuándo se debe vacunar a los pacientes con una esplenectomía?

- Si la intervención de esplenectomía está programada:
  - Comprobar el estado de vacunación del paciente con respecto a bacterias encapsuladas.
  - Comprobar el estado de vacunación del paciente con respecto a su edad y otros riesgos específicos.
  - Después de comprobar el estado de vacunación del paciente con respecto a su edad y otros riesgos específicos. Se debe administrar las vacunas necesarias, si es posible, al menos 2 semanas antes del procedimiento.
  - En aquellas patologías en que la esplenectomía se acompaña de radio o quimioterapia se administrarán las vacunas recomendadas 2 semanas antes del comienzo o 3 meses después de la finalización. Si se prevé que la quimioterapia puede ser de larga duración se podría valorar el inicio de la vacunación, a pesar de que la respuesta pueda ser menor. En estos casos se podrá valorar volver a vacunar una vez finalizada la quimioterapia.
- En caso de esplenectomía de emergencia:
  - Se obtiene una respuesta inmunitaria adecuada cuando las vacunas se administran en un período mínimo de 2 semanas después de la cirugía.
  - Si se sospecha falta de adherencia al calendario de vacunación por parte del paciente se recomienda la administración de las vacunas durante la estancia hospitalaria, aunque no hayan pasado más de 15 días desde la fecha de la intervención quirúrgica.
  - En aquellas patologías en que la esplenectomía se acompaña de radio o quimioterapia se administrarán las vacunas recomendadas 2 semanas antes del comienzo o 3 meses después de la finalización. Si se prevé que la quimioterapia puede ser de larga duración, se podría valorar el inicio de la vacunación, a pesar de que la respuesta pueda ser menor. En estos casos se podrá valorar volver a vacunar una vez finalizada la quimioterapia.

Referencias

- Grupo de trabajo Vacunación en población adulta y grupos de riesgo (GT-GR). Vacunación en grupos de riesgo de todas las edades y en determinadas situaciones. Consejo Interterritorial del Sistema Nacional de Salud. Ministerio de Sanidad, Consumo y Bienestar Social; 2018.

167. Referente a la inmunización en pacientes esplenectomizados, ¿cuándo es recomendable la vacunación? Y en la asplenia funcional, ¿cuál sería el calendario vacunal recomendable?

Las recomendaciones actuales de las guías de consenso y de los comités de expertos en relación con la inmunización en los pacientes esplenectomizados son las siguientes:

- En caso de esplenectomía quirúrgica programada se aconseja vacunar 15 días antes de la intervención y, si no es posible, hacerlo antes del alta hospitalaria (en los 7-10 primeros días postcirugía).
- En los casos de asplenia funcional, la vacunación debería llevarse a cabo lo más precozmente posible tras el diagnóstico.
- Si el paciente está recibiendo tratamiento inmunosupresor, esperar hasta los 6 meses de su finalización, para garantizar una respuesta inmune adecuada.

Referencias

Grupo de trabajo Vacunación en población adulta y grupos de riesgo (GT-GR). Vacunación en grupos de riesgo de todas las edades y en determinadas situaciones. Consejo Interterritorial del Sistema Nacional de Salud. Ministerio de Sanidad, Consumo y Bienestar Social; 2018.

168. ¿Cuáles son las inmunizaciones que debe recibir un paciente con asplenia tanto anatómica como de carácter funcional?

Vacuna frente a *Streptococcus pneumoniae*

En los últimos años, prácticamente la totalidad de las Comunidades Autónomas han actualizado las vacunas antineumocócicas incorporando la vacuna neumococo conjugada de 20 serotipos (VNC20). La recomendación es la de una única dosis de VNC-20 de 20 serotipos. En caso de haber recibido VNC-13 previamente, se recomienda una dosis de VNC-20 a los seis meses después de esa inmunización.

En caso de haber recibido inmunización con VPN-23, se recomienda que la dosis de VNC-20 se reciba a partir de los 12 meses de aquella.

Vacuna frente a *Haemophilus influenzae* tipo b

Es el segundo agente en frecuencia de infecciones invasoras, pudiendo alcanzar incidencias de sepsis letal del 2-7%, lo cual supone un riesgo 540 veces mayor que en la población general. La vacunación frente a las infecciones por *Haemophilus influenzae* tipo b está fuertemente recomendada para todos los pacientes asplénicos. La pauta de vacunación es la de una sola dosis de vacuna, independientemente de la vacunación previa.

Vacuna frente a las enfermedades invasivas por meningococo: ACWY y B

Es el tercer agente capsulado que con frecuencia genera infecciones invasoras en el paciente asplénico. La pauta de vacunación para la **vacuna tetravalente ACW135Y** es la de dos dosis de vacuna tetravalente con un intervalo de 8 semanas entre ellas, y una dosis de recuerdo a los 5 años (aunque no está clara la indicación de revacunación cada 5 años). Con respecto al **meningococo B** la recomendación también es de dos dosis de vacuna frente a meningococo B con un intervalo de 4 semanas entre ellas. Se recomienda la administración de una dosis única un año después de completar la vacunación primaria y, posteriormente, una dosis cada 5 años.

Vacuna frente a la gripe y COVID-19

La vacunación contra la gripe estacional se recomienda cada año en estos pacientes y sus convivientes debido al aumento del riesgo de complicaciones, con el desarrollo de infecciones secundarias por bacterias encapsuladas. La pauta de vacunación de ambas es la de una dosis anual, la que corresponda según el Programa de Vacunaciones de cada comunidad autónoma en cada campaña de vacunación anual.

Referencias

- Grupo de trabajo Vacunación en población adulta y grupos de riesgo (GT-GR). Vacunación en grupos de riesgo de todas las edades y en determinadas situaciones. Consejo Interterritorial del Sistema Nacional de Salud. Ministerio de Sanidad, Consumo y Bienestar Social; 2018.
- https://www.who.int/es/emergencies/diseases/novel-coronavirus-2019/covid-19-vaccines/how-are-vaccines-developed
- https://sempspgs.es/wp-content/uploads/2025/05/Consenso-de-la-SEMPS-PGS-sobre-vacunacion-frente-a-NEUMOCOCO-en-el-adulto.pdf
- https://www.sanidad.gob.es/areas/promocionPrevencion/vacunaciones/vacunas/ciudadanos/enfNeumococicaInvasiva.htm

CAPÍTULO 9

VACUNA A VACUNA

CAPÍTULO 9

VACUNA A VACUNA

9.1 Vacunas frente al COVID-19

169. ¿Quién debe vacunarse frente a COVID-19?

Todas las personas tienen indicada la vacunación frente a SARS-CoV-2, pero está especialmente recomendada en personas con riesgo de enfermedad grave o de transmisión de la infección a personas vulnerables. Entre ellas, destacan las personas mayores y pacientes inmunodeprimidos, sus convivientes y quienes trabajan en entornos sanitarios o sociosanitarios.

Aunque las recomendaciones pueden cambiar con la aparición de nuevas variantes, nuevas vacunas o evidencia científica, la vacunación frente a la COVID-19 está especialmente indicada en personas con mayor riesgo de complicaciones o cuadros graves en caso de padecer esta infección durante la campaña 25-26 en España.

Se aconseja consultar periódicamente las actualizaciones oficiales en el siguiente enlace: https://www.sanidad.gob.es/areas/promocionPrevencion/vacunaciones/vacunas/ciudadanos/covid-19.htm):

1. Personas de 70 o más años de edad.
2. Personas con especial vulnerabilidad: inmunosupresión (incluyendo las inmunodeficiencias primarias y la originada por la infección por VIH o por fármacos, así como en los receptores de trasplantes, CAR-T y déficit de complemento).
3. Personas internas en centros de discapacidad, residencias de mayores y residentes en instituciones cerradas. Recomendaciones vacunación COVID-19 septiembre 2025.
4. Personas a partir de 12 años de edad pertenecientes a grupos de riesgo o con inmunosupresión grave:

- *Diabetes mellitus.*

- Obesidad mórbida (índice de masa corporal ≥40 en adultos, ≥35 en adolescentes o ≥3 DS en la infancia).
- Enfermedades crónicas cardiovasculares (entre ellas HTA con afectación cardíaca), neurológicas o respiratorias (incluyendo displasia broncopulmonar, fibrosis quística, asma).
  - Enfermedad renal crónica en estadios 3, 4 y 5. Síndrome nefrótico.
  - Hemoglobinopatías y anemias o hemofilia, otros trastornos de la coagulación y trastornos hemorrágicos crónicos, así como receptores de hemoderivados y transfusiones múltiples
  - Asplenia o disfunción esplénica grave.
  - Cáncer y hemopatías malignas.
  - Enfermedad hepática crónica.
- enfermedades neuromusculares graves.
  - Trastornos y enfermedades que conllevan disfunción cognitiva: síndrome de Down, demencias y otras.

5. Todas las embarazadas en cualquier trimestre de gestación.
6. Personas entre 6 meses y 11 años de edad con condiciones asociadas con un aumento importante de riesgo de enfermedad grave (trasplante de progenitores hematopoyéticos, algunas inmunodeficiencias primarias y adquiridas, como recibir terapias inmunosupresoras, cáncer, enfermedades crónicas cardiovasculares graves, enfermedades crónicas respiratorias graves (incluyendo asma grave), y enfermedades neurológicas o neuromusculares graves).

Referencias

- Ponencia de Programa y Registro de Vacunaciones. Recomendaciones de vacunación frente a COVID-19 2025-2026, España [Internet]. 2025 [fecha de consulta: 3 de octubre de 2025]. Disponible en: https://www.sanidad.gob.es/areas/promocionPrevencion/vacunaciones/gripe_covid19/docs/recomendacionesVacunacionCovid19_2025_2006.pdf

170. ¿Con qué frecuencia deben recibir la vacuna estos pacientes?

El número de dosis necesarias en pacientes inmunocomprometidos puede ser mayor que en la población general. Aunque las pautas pueden variar según la situación epidemiológica o la vacuna utilizada, de forma general:

- Se recomienda una dosis estacional de recuerdo cada otoño para personas con inmunosupresión, independientemente del número de dosis previas o de haber pasado la infección.
- En algunos casos, puede ser necesaria una dosis adicional, especialmente en personas con inmunosupresión grave (por ejemplo, trasplante reciente o tratamiento con anti-CD20), si no se ha alcanzado una respuesta inmunitaria adecuada.

Estas dosis deben espaciarse al menos 3 meses desde la última vacuna o infección confirmada, salvo excepciones clínicas en las que se pueda reducir el intervalo al mínimo de 3 semanas (por ejemplo, si va a iniciarse un tratamiento inmunosupresor).

Referencias

- Ponencia de Programa y Registro de Vacunaciones. Recomendaciones de vacunación frente a gripe y COVID-19 en la temporada 2024-2025 en España [Internet]. 2024 [fecha de consulta: 21 de noviembre de 2025]. Disponible en: https://www.sanidad.gob.es/areas/promocionPrevencion/vacunaciones/gripe_covid19/docs/RecomendacionesVacunacion_Gripe-Covid19_Sep2024.pdf
- Ministerio de Sanidad - Áreas - Promoción de la salud y prevención - Vacunas y programas de vacunación - Covid-19 - Áreas - Vacunas [Internet]. [fecha de consulta: 21 de noviembre de 2025]. Disponible en: https://www.sanidad.gob.es/areas/promocionPrevencion/vacunaciones/vacunas/ciudadanos/covid-19.htm
- Agencia Española de Medicamentos y Productos Sanitarios [Internet]. 2019 [fecha de consulta: 21 de noviembre de 2025]. Vacunas. Disponible en: https://www.aemps.gob.es/medicamentos-de-uso-humano/medicamentos-biologicos/vacunas/

171. ¿Es segura la vacunación contra la COVID-19 en pacientes inmunocomprometidos?

Sí, la vacunación frente a SARS-CoV-2 se considera segura en personas inmunocomprometidas y se encuentra especialmente indicada en este grupo.

En los ensayos clínicos y datos post-comercialización, no se ha observado un mayor riesgo de efectos adversos graves en personas inmunocomprometidas en comparación con la población general. Los efectos secundarios más frecuentes suelen ser leves y transitorios, como dolor en el lugar de inyección, fatiga o febrícula.

Referencias

- Ministerio de Sanidad - Áreas - Promoción de la salud y prevención - Vacunas y programas de vacunación - Covid-19 - Áreas - Vacunas [Internet]. [fecha de consulta: 21 de noviembre de 2025]. Disponible en: https://www.sanidad.gob.es/areas/promocionPrevencion/vacunaciones/vacunas/ciudadanos/covid-19.htm
- Agencia Española de Medicamentos y Productos Sanitarios [Internet]. 2019 [fecha de consulta: 21 de noviembre de 2025]. Vacunas. Disponible en: https://www.aemps.gob.es/medicamentos-de-uso-humano/medicamentos-biologicos/vacunas/

172. ¿Qué efectos secundarios pueden aparecer tras la vacunación frente a SARS-CoV-2?

Los efectos secundarios en personas inmunocomprometidas son similares a los observados en la población general, y la mayoría son leves y transitorios.

Los más frecuentes incluyen:

- Dolor, enrojecimiento o hinchazón en el lugar de la inyección.
- Fatiga o cansancio.
- Dolor de cabeza.
- Febrícula.
- Dolores musculares o articulares.

Estos síntomas suelen aparecer en las primeras 24-48 horas y desaparecen espontáneamente en pocos días. En caso necesario, pueden tratarse con paracetamol.

En raras ocasiones, se ha asociado con casos de miocarditis y pericarditis, principalmente en hombres jóvenes tras la administración de vacunas ARNm. En algunos casos poco frecuentes, se han descrito reacciones alérgicas graves (anafilaxia), sobre todo relacionadas con componentes como el polietilenglicol o el polisorbato 80, presentes en algunas vacunas. Por ello, si el paciente presenta antecedentes de alergia a alguno de estos componentes, debe valorarse con Alergología antes de vacunar.

Referencias

- Ministerio de Sanidad - Áreas - Promoción de la salud y prevención - Vacunas y programas de vacunación - Covid-19 - Áreas - Vacunas [Internet]. [fecha de consulta: 21 de noviembre de 2025]. Disponible en: https://www.sanidad.gob.es/areas/promocionPrevencion/vacunaciones/vacunas/ciudadanos/covid-19.htm
- Agencia Española de Medicamentos y Productos Sanitarios [Internet]. 2019 [fecha de consulta: 21 de noviembre de 2025]. Vacunas. Disponible en: https://www.aemps.gob.es/medicamentos-de-uso-humano/medicamentos-biologicos/vacunas/

173. ¿Qué vacunas frente a SARS-CoV-2 están recomendadas para pacientes inmunocomprometidos?

Actualmente, se recomienda utilizar vacunas de ARNm, ya que son seguras y han demostrado buena eficacia en este grupo de población. También pueden utilizarse vacunas basadas en proteínas recombinantes como alternativa, especialmente en casos donde existan contraindicaciones para las vacunas de ARNm, por ejemplo, por antecedentes de alergia a alguno de sus componentes.

En algunos casos de inmunosupresión grave y falta de respuesta a la vacunación, se pueden considerar anticuerpos monoclonales como profilaxis.

La elección del tipo de vacuna debe individualizarse según la historia clínica del paciente, las recomendaciones oficiales y la disponibilidad en el momento de la vacunación.

Referencias

- Ministerio de Sanidad - Áreas - Promoción de la salud y prevención - Vacunas y programas de vacunación - Covid-19 - Áreas - Vacunas [Internet]. [fecha de consulta: 21 de noviembre de 2025]. Disponible en: https://www.sanidad.gob.es/areas/promocionPrevencion/vacunaciones/vacunas/ciudadanos/covid-19.htm
- Agencia Española de Medicamentos y Productos Sanitarios [Internet]. 2019 [fecha de consulta: 21 de noviembre de 2025]. Vacunas. Disponible en: https://www.aemps.gob.es/medicamentos-de-uso-humano/medicamentos-biologicos/vacunas/

174. ¿Puede una persona inmunocomprometida vacunarse frente a SARS-CoV-2 aunque esté recibiendo tratamiento inmunosupresor?

Sí, una persona inmunocomprometida generalmente puede vacunarse frente a SARS-CoV-2 con las vacunas disponibles actualmente, aunque esté recibiendo tratamiento inmunosupresor. Sin embargo, es importante tener en cuenta que la respuesta inmune a la vacuna podría ser inferior.

De forma general:

- La vacunación frente a la COVID-19 debe realizarse antes de iniciar el tratamiento inmunosupresor siempre que sea posible.
- Si la vacunación no puede realizarse antes, puede llevarse a cabo durante el tratamiento inmunosupresor, aunque la respuesta inmune podría ser menor.
- En personas con inmunosupresión grave, puede ser necesaria una dosis adicional, administrada, como norma general, al menos 3 meses después de la dosis previa. Sin embargo, puede acortarse al intervalo mínimo de 3 semanas en caso de que sea necesario porque se instaure o aumente el tratamiento inmunosupresor en casos específicos.
- En ciertos casos de inmunosupresión significativa, se recomienda realizar serología para evaluar la respuesta a la vacunación, y las pautas posteriores se adaptarán según los resultados.

Se debe considerar la valoración médica individualizada para determinar el momento óptimo para la vacunación en función de la situación clínica y el tratamiento inmunosupresor específico que está recibiendo el paciente.

Referencias

- Ponencia de Programa y Registro de Vacunaciones. Recomendaciones de vacunación frente a gripe y COVID-19 en la temporada 2024-2025 en España [Internet]. 2024 [fecha de consulta: 21 de noviembre de 2025]. Disponible en: https://www.sanidad.gob.es/areas/promocionPrevencion/vacunaciones/gripe_covid19/docs/RecomendacionesVacunacion_Gripe-Covid19_Sep2024.pdf
- Ministerio de Sanidad - Áreas - Promoción de la salud y prevención - Vacunas y programas de vacunación - Covid-19 - Áreas - Vacunas [Internet]. [fecha de consulta: 21 de noviembre de 2025]. Disponible en: https://www.sanidad.gob.es/areas/promocionPrevencion/vacunaciones/vacunas/ciudadanos/covid-19.htm

- Agencia Española de Medicamentos y Productos Sanitarios [Internet]. 2019 [fecha de consulta: 21 de noviembre de 2025]. Vacunas. Disponible en: https://www.aemps.gob.es/medicamentos-de-uso-humano/medicamentos-biologicos/vacunas/

175. ¿Es necesario realizar serología después de la vacunación para evaluar la respuesta inmune?

No es necesario realizar serología de forma rutinaria tras la vacunación frente a SARS-CoV-2.

En algunos pacientes concretos con condiciones de muy alto riego de inmunosupresión grave, sí puede estar indicado realizar un estudio serológico para comprobar si se ha generado una respuesta inmune adecuada. En tal caso, serología debe realizarse entre los 15 y 30 días después de la vacunación, analizando el aumento de anticuerpos frente a la proteína S del virus. Un resultado negativo podría indicar ausencia de respuesta y, en ese caso, se podrían valorar otras estrategias de protección.

Referencias

- Ponencia de Programa y Registro de Vacunaciones. Recomendaciones de vacunación frente a gripe y COVID-19 en la temporada 2024-2025 en España [Internet]. 2024 [fecha de consulta: 21 de noviembre de 2025]. Disponible en: https://www.sanidad.gob.es/areas/promocionPrevencion/vacunaciones/gripe_covid19/docs/RecomendacionesVacunacion_Gripe-Covid19_Sep2024.pdf
- Ministerio de Sanidad - Áreas - Promoción de la salud y prevención - Vacunas y programas de vacunación - Covid-19 - Áreas - Vacunas [Internet]. [fecha de consulta: 21 de noviembre de 2025]. Disponible en: https://www.sanidad.gob.es/areas/promocionPrevencion/vacunaciones/vacunas/ciudadanos/covid-19.htm

176. ¿Qué hacer si un paciente inmunocomprometido presenta una respuesta débil a la vacunación?

Si un paciente tiene una respuesta débil a la vacunación, se pueden considerar estrategias adicionales:

- Dosis adicionales de refuerzo según las recomendaciones oficiales.
- Terapias con anticuerpos monoclonales en casos específicos de alto riesgo. (Actualmente no existe ningún monoclonal autorizado para las variantes que circulan en la actualidad).

- Medidas de prevención adicionales, como el uso de mascarillas y la reducción de contactos en periodos de alta transmisión.

Referencias

- Ponencia de Programa y Registro de Vacunaciones. Recomendaciones de vacunación frente a gripe y COVID-19 en la temporada 2024-2025 en España [Internet]. 2024 [fecha de consulta: 21 de noviembre de 2025]. Disponible en: https://www.sanidad.gob.es/areas/promocionPrevencion/vacunaciones/gripe_covid19/docs/RecomendacionesVacunacion_Gripe-Covid19_Sep2024.pdf
- Ministerio de Sanidad - Áreas - Promoción de la salud y prevención - Vacunas y programas de vacunación - Covid-19 - Áreas - Vacunas [Internet]. [fecha de consulta: 21 de noviembre de 2025]. Disponible en: https://www.sanidad.gob.es/areas/promocionPrevencion/vacunaciones/vacunas/ciudadanos/covid-19.htm
- Agencia Española de Medicamentos y Productos Sanitarios [Internet]. 2019 [fecha de consulta: 21 de noviembre de 2025]. Vacunas. Disponible en: https://www.aemps.gob.es/medicamentos-de-uso-humano/medicamentos-biologicos/vacunas/

177. ¿Puede vacunarse una persona inmunodeprimida si ha pasado recientemente COVID-19?

Sí, una persona comprometida puede vacunarse, aunque haya pasado recientemente la enfermedad, ya que la inmunidad natural que proporciona la infección puede no ser suficiente o duradera en estos pacientes.

Como norma general, se recomienda esperar un intervalo mínimo de 3 meses desde la infección antes de administrar la siguiente dosis de vacuna. Este margen permite una mejor respuesta inmune y evita interferencias entre la inmunidad generada por la infección y la inducida por la vacuna.

Referencias

- Ponencia de Programa y Registro de Vacunaciones. Recomendaciones de vacunación frente a gripe y COVID-19 en la temporada 2024-2025 en España [Internet]. 2024 [fecha de consulta: 21 de noviembre de 2025]. Disponible en: https://www.

sanidad.gob.es/areas/promocionPrevencion/vacunaciones/gripe_covid19/docs/RecomendacionesVacunacion_Gripe-Covid19_Sep2024.pdf

- Ministerio de Sanidad - Áreas - Promoción de la salud y prevención - Vacunas y programas de vacunación - Covid-19 - Áreas - Vacunas [Internet]. [fecha de consulta: 21 de noviembre de 2025]. Disponible en: https://www.sanidad.gob.es/areas/promocionPrevencion/vacunaciones/vacunas/ciudadanos/covid-19.htm

178. ¿Qué hacer si un paciente no recuerda el número de dosis administradas?

En primer lugar, se debe consultar el historial el registro de vacunación oficial o la historia clínica electrónica.

En caso de que esta información no esté disponible, se puede considerar a la persona como no vacunada o con vacunación incompleta y actuar en consecuencia, siguiendo la pauta correspondiente según su situación clínica y el riesgo. No está contraindicado reiniciar o completar la pauta, ya que recibir dosis adicionales no supone un riesgo añadido significativo, especialmente si su inmunosupresión ha podido debilitar la respuesta inmune a alguna de las dosis. Lo más importante es asegurar que recibe la dosis correspondiente en ese momento, especialmente si se trata de una campaña estacional o si está en una situación de especial vulnerabilidad.

Referencias

- Ponencia de Programa y Registro de Vacunaciones. Recomendaciones de vacunación frente a gripe y COVID-19 en la temporada 2024-2025 en España [Internet]. 2024 [fecha de consulta: 21 de noviembre de 2025]. Disponible en: https://www.sanidad.gob.es/areas/promocionPrevencion/vacunaciones/gripe_covid19/docs/RecomendacionesVacunacion_Gripe-Covid19_Sep2024.pdf
- Ministerio de Sanidad - Áreas - Promoción de la salud y prevención - Vacunas y programas de vacunación - Covid-19 - Áreas - Vacunas [Internet]. [fecha de consulta: 21 de noviembre de 2025]. Disponible en: https://www.sanidad.gob.es/areas/promocionPrevencion/vacunaciones/vacunas/ciudadanos/covid-19.htm
- Agencia Española de Medicamentos y Productos Sanitarios [Internet]. 2019 [fecha de consulta: 21 de noviembre de 2025]. Vacunas. Disponible en: https://www.aemps.gob.es/medicamentos-de-uso-humano/medicamentos-biologicos/vacunas/

179. ¿Deben vacunarse los convivientes de personas inmunocomprometidas?

Sí, se recomienda vacunar a los convivientes de personas inmunocomprometidas para reducir el riesgo de transmisión del virus en el entorno cercano. Vacunar a quienes conviven con ellos actúa como una medida de protección indirecta, ayudando a crear un entorno más seguro.

Referencias

- Ponencia de Programa y Registro de Vacunaciones. Recomendaciones de vacunación frente a gripe y COVID-19 en la temporada 2024-2025 en España [Internet]. 2024 [fecha de consulta: 21 de noviembre de 2025]. Disponible en: https://www.sanidad.gob.es/areas/promocionPrevencion/vacunaciones/gripe_covid19/docs/RecomendacionesVacunacion_Gripe-Covid19_Sep2024.pdf
- Ministerio de Sanidad - Áreas - Promoción de la salud y prevención - Vacunas y programas de vacunación - Covid-19 - Áreas - Vacunas [Internet]. [fecha de consulta: 21 de noviembre de 2025]. Disponible en: https://www.sanidad.gob.es/areas/promocionPrevencion/vacunaciones/vacunas/ciudadanos/covid-19.htm
- Agencia Española de Medicamentos y Productos Sanitarios [Internet]. 2019 [fecha de consulta: 21 de noviembre de 2025]. Vacunas. Disponible en: https://www.aemps.gob.es/medicamentos-de-uso-humano/medicamentos-biologicos/vacunas/

180. ¿Se puede administrar la vacuna contra la COVID-19 junto con otras vacunas?

Sí, las nuevas vacunas adaptadas frente a SARS-CoV-2 se pueden administrar al mismo tiempo que otras vacunas, preferiblemente en lugares anatómicos diferentes.

Los estudios han demostrado que la coadministración no reduce la eficacia ni aumenta los efectos secundarios. La coadministración es una práctica segura y eficiente, contribuye a simplificar el calendario vacunal y, por lo tanto, a mejorar la adherencia.

No es necesario guardar ningún tipo de intervalo temporal entre la administración de las vacunas frente a COVID-19 y otras vacunas.

Referencias

- Agencia Española de Medicamentos y Productos Sanitarios [Internet]. 2019 [fecha de consulta: 21 de noviembre de 2025]. Vacunas. Disponible en: https://www.aemps.gob.es/medicamentos-de-uso-humano/medicamentos-biologicos/vacunas/

181. ¿Las nuevas variantes del SARS-CoV-2 afectan la eficacia de las vacunas en pacientes inmunocomprometidos?

Sí, las variantes del SARS-CoV-2 pueden influir en la eficacia de las vacunas, tanto en la población general como en personas inmunodeprimidas. Esto se debe a que algunas variantes presentan cambios en la estructura del virus que pueden reducir la capacidad de los anticuerpos generados por la vacuna para neutralizarlo. Por ello, la composición de las vacunas se encuentra en constante actualización según las variantes circulantes.

En pacientes inmunocomprometidos, esta situación es especialmente relevante porque su respuesta inmunitaria ya puede ser más débil. Por eso es importante administrar dosis de recuerdo de forma periódica para reforzar la protección y mantener otras medidas preventivas en casos de inmunosupresión grave, incluso tras la vacunación.

Referencias

- Ponencia de Programa y Registro de Vacunaciones. Recomendaciones de vacunación frente a gripe y COVID-19 en la temporada 2024-2025 en España [Internet]. 2024 [fecha de consulta: 21 de noviembre de 2025]. Disponible en: https://www.sanidad.gob.es/areas/promocionPrevencion/vacunaciones/gripe_covid19/docs/RecomendacionesVacunacion_Gripe-Covid19_Sep2024.pdf
- Ministerio de Sanidad - Áreas - Promoción de la salud y prevención - Vacunas y programas de vacunación - Covid-19 - Áreas - Vacunas [Internet]. [fecha de consulta: 21 de noviembre de 2025]. Disponible en: https://www.sanidad.gob.es/areas/promocionPrevencion/vacunaciones/vacunas/ciudadanos/covid-19.htm
- Agencia Española de Medicamentos y Productos Sanitarios [Internet]. 2019 [fecha de consulta: 21 de noviembre de 2025]. Vacunas. Disponible en: https://www.aemps.gob.es/medicamentos-de-uso-humano/medicamentos-biologicos/vacunas/

182. ¿Puede la vacuna contra el COVID-19 producir una exacerbación de esclerosis múltiple?

La evidencia sugiere que no hay un aumento significativo en el riesgo de recaídas tras la vacunación frente a COVID-19 en pacientes con esclerosis múltiple. En algunas revisiones, la frecuencia de brotes de la enfermedad tras vacunación de pacientes con esclerosis múltiple fue del 2%, comparable a población no vacunada. En cualquier caso, los beneficios de la vacunación como forma de prevención superan los riesgos potenciales asociados.

Referencias

- Marantos T, Kyriazopoulou E, Lekakis V, Voumvourakis KI, Tsiodras S. Immunogenicity and safety of vaccines in multiple sclerosis: A systematic review and meta-analysis. *J Neurol* Sci. 2024 Jan 15;456:122852. doi: 10.1016/j.jns.2023.122852. Epub 2023 Dec 20. PMID: 38142541.
- Stefanou MI, Palaiodimou L, Theodorou A, Christodoulou MV, Tzartos JS, Tzanetakos D, et al. Safety of COVID-19 vaccines in multiple sclerosis: A systematic review and meta-analysis. *Mult Scler.* 2023 Apr;29(4-5):585-594. doi: 10.1177/13524585221150881. Epub 2023 Feb 1. PMID: 36722184; PMCID: PMC9895285.

9.2 Vacunas frente a difteria, tétanos, tosferina

183. ¿Haber padecido tétanos confiere inmunidad de por vida?

No. Haber padecido tétanos no confiere inmunidad duradera ni protege frente a nuevas infecciones.

Esto se debe a que la enfermedad clínica es causada por la toxina tetánica (tetanospasmina), que actúa en cantidades inferiores a las necesarias para originar valores detectables de anticuerpos circulantes, no induciendo inmunidad.

Por ello, las guías recomiendan la administración de toxoide tetánico en pauta de inmunización, bien al realizar el diagnóstico, bien en el periodo de convalecencia, para desarrollar inmunidad activa duradera.

Referencias

- Centro Nacional de Epidemiología. *Protocolo de vigilancia de tétanos y tétanos neonatal* [Internet]. Madrid: Instituto de Salud Carlos III; [fecha de consulta: el 02 de septiembre de 2025]. Disponible en: https://cne.isciii.es/documents/d/cne/protocolo-20de-20vigilancia-20de-20tetanos-20y-20tetanos-20neonatal-pdf
- CDC. Chapter 21: *Tetanus* [Internet]. Epidemiology and Prevention of Vaccine-Preventable Diseases. 2024 [fecha de consulta: el 02 de septiembre de 2025]. Disponible en: https://www.cdc.gov/pinkbook/hcp/table-of-contents/chapter-21-tetanus.html

184. ¿Qué vacunas frente a tétanos, difteria y tosferina están disponibles actualmente en España?

En España se dispone de vacunas combinadas inactivadas que incluyen antígenos frente a tétanos (T), difteria (D o d) y tosferina acelular (Pa o pa).

Estas vacunas pueden administrarse solas o combinadas con otros antígenos (poliomielitis inactivada, *Haemophilus influenzae* tipo b, hepatitis B), y se utilizan tanto en los programas de vacunación infantil como en la inmunización del adulto y la profilaxis postexposición.

Las formulaciones disponibles se clasifican según su contenido antigénico y grupo de edad de uso:

- **DTPa / DTPa combinadas:** contienen dosis completas de antígenos, indicadas en la población infantil.
- **dTpa / Td:** con dosis reducidas de antígenos de difteria y tos ferina, utilizadas en adolescentes y adultos como refuerzo o profilaxis postexposición.

En la siguiente tabla se muestran las vacunas actualmente autorizadas en España con sus formulaciones y nombres comerciales.

Nombre comercial	Composición antigénica	Tipo de formulación (abreviatura)	Laboratorio titular
Boostrix Polio®	Difteria + Tétanos + *Pertussis* acelular + Polio (DTaP-IPV)	dTpa-VPI	GSK
Boostrix®	Difteria + Tétanos + *Pertussis* acelular	dTpa	GSK
Diftavax®	Difteria + Tétanos	dT	Sanofi Winthrop Industrie
Ditebooster®	Difteria + Tétanos	dT	AJ Vaccines A/S
Hexyon®	Difteria + Tétanos + *Pertussis* acelular + Polio + *Haemophilus influenzae* b + Hepatitis B	DTPa-IPV-Hib-HepB	Sanofi Winthrop Industrie

Infanrix Hexa®	Difteria + Tétanos + *Pertussis* acelular + Polio + Hib + Hepatitis B	DTPa-IPV-Hib-HepB	GSK
Infanrix-IPV®	Difteria + Tétanos + *Pertussis* acelular + Polio	DTPa-IPV	GSK
Tetraxim®	Difteria + Tétanos + *Pertussis* acelular + Polio	DTPa-IPV	Sanofi Winthrop Industrie
Triaxis®	Difteria (d) + Tétanos (T) + *Pertussis* acelular (pa)	dTpa	Sanofi Winthrop Industrie
Vaxelis®	Difteria + Tétanos + *Pertussis* acelular + Polio + Hib + Hepatitis B	DTPa-IPV-Hib-HepB	MCM Vaccine B.V.

Referencias

AEMPS [Internet]. Agencia Española de Medicamentos y Productos Sanitarios. 2019 [fecha de consulta: el 28 de agosto de 2025]. Disponible en: https://www.aemps.gob.es/medicamentos-de-uso-humano/medicamentos-biologicos/vacunas/

185. Ante una herida en un paciente inmunocomprometido, ¿cómo debe valorarse y aplicarse la profilaxis antitetánica?

La profilaxis antitetánica combina inmunización activa, mediante la vacuna con toxoide tetánico (Td o Tdap), e inmunización pasiva, mediante inmunoglobulina antitetánica (IGT) cuando está indicada.

Su aplicación ante una herida requiere valorar tres aspectos fundamentales:

1. **El tipo de herida,** determinando si presenta o no riesgo tetanígeno.
2. **El número de dosis de vacuna antitetánica** administradas previamente.
3. **El tiempo transcurrido desde la última dosis recibida.**

En el caso del paciente inmunocomprometido, la profilaxis antitetánica debe abordarse con un manejo diferente al del individuo inmunocompetente, dado que la respuesta a la vacunación puede ser menos eficaz o impredecible, incluso si presenta una pauta de vacunación previa completa.

Por este motivo, en estos pacientes y en usuarios de drogas por vía parenteral, se recomienda ampliar las indicaciones de administración de inmunoglobulina antitetánica (IGT) ante cualquier herida con riesgo tetanígeno, independientemente del estado vacunal previo.

En la tabla siguiente se resume el procedimiento de evaluación y actuación recomendado.

Estado vacunal	Herida limpia[1]		Herida tetanígena[2]	
	Vacuna Td	IGT[3]	Vacuna Td	IGT[3]
No vacunado, pauta incompleta (< 3 dosis) o situación desconocida	1 dosis (completar la pauta de vacunación)	NO	1 dosis (completar la pauta de vacunación)	1 dosis (Administrar en un lugar anatómico diferente)
3 o 4 dosis	NO (1 dosis si hace >10 años desde la última dosis)	NO	NO (1 dosis si >5 años desde la última dosis)	Solo en heridas de alto riesgo[4]
5 o más dosis	NO	NO	NO (si >10 años de la última dosis, valorar 1 única dosis adicional según el tipo de herida)	Solo en heridas de alto riesgo[4]

Fuente: Grupo de trabajo vacunación en población adulta y grupos de riesgo de la Ponencia de Programa y Registro de Vacunaciones. Vacunación en población adulta. Comisión de Salud Pública del Consejo Interterritorial del Sistema Nacional de Salud. Ministerio de Sanidad, Consumo y Bienestar Social, septiembre 2018.

1 Herida limpia: Cortes superficiales, quirúrgicos, sin contaminación ni tejido desvitalizado.

2 Herida tetanígena: Heridas punzantes, profundas, contaminadas con tierra, polvo o estiércol; mordeduras; heridas con necrosis, cuerpos extraños, quemaduras o aplastamientos; heridas que ocurran en pacientes con sepsis sistémica.

3 IGT: inmunoglobulina antitetánica. Debe administrarse en una zona anatómica diferente a la de la vacuna. Habitualmente se aplica una dosis única de 250 UI por vía intramuscular. Se recomienda aumentar la dosis a 500 UI en los siguientes casos: Si han transcurrido más de 24 horas desde la exposición, en personas con peso superior a 90 kg, cuando la herida presenta alto riesgo de contaminación, o se trata de quemaduras, fracturas o lesiones infectadas. La protección conferida por la IGT es inmediata, aunque su duración es limitada a aproximadamente cuatro semanas. Se administrará siempre una dosis en pacientes inmunocomprometidos y usuarios de drogas por vía parenteral en caso de herida tetanígena.

4 Herida tetanígena con abundante contaminación por materiales potencialmente portadores de esporas (tierra, estiércol, polvo, saliva, etc.) o que presenta extensas áreas de tejido necrótico o desvitalizado.

Referencias

- Centers for Disease Control and Prevention (CDC). *Clinical guidance for wound management to prevent tetanus* [Internet]. Atlanta (GA): CDC; 2024 [fecha de consulta: el 01 de octubre de 2025]. Disponible en: https://www.cdc.gov/tetanus/hcp/clinical-guidance/
- Asociación Española de Vacunología. *Profilaxis posexposición: tétanos* [Internet]. Madrid: Asociación Española de Vacunología; 2018 [fecha de consulta: el 01 de octubre de 2025]. Disponible en: https://vacunas.org/profilaxis-posexposicion-tetanos/
- UK Health Security Agency. *Tetanus: the green book. Chapter 30* [Internet]. London: UKHSA; 2024 [fecha de consulta: el 01 de octubre de 2025]. Disponible en: https://www.gov.uk/government/publications/tetanus-the-green-book-chapter-30

186. ¿Es segura la administración de las vacunas combinadas frente a difteria, tétanos y tos ferina (dTpa o Td) en pacientes inmunocomprometidos?

Las vacunas combinadas frente a difteria, tétanos y tos ferina (dTpa o Td) son vacunas inactivadas, y su administración en pacientes inmunocomprometidos se considera segura, independientemente del tipo o grado de inmunosupresión.

Estas formulaciones contienen:

- **Toxoide tetánico y toxoide diftérico,** ambos obtenidos mediante inactivación por formaldehído de las toxinas bacterianas.
- **Antígenos purificados de tos ferina acelular (Pa)**, no replicativos ni viables.

Dado que ninguno de los componentes contiene microorganismos vivos, estas vacunas no suponen riesgo de infección vacunal, incluso en pacientes con inmunosupresión grave o prolongada (por ejemplo, en tratamiento inmunosupresor, quimioterapia, trasplante o infección por VIH).

Referencias

- World Health Organization (WHO). *Tetanus vaccines: WHO position paper – February 2017.* Wkly Epidemiol Rec [Internet]. 2017;92(6):53–76 [fecha de consulta: el 30 de septiembre de 2025]. Disponible en: https://www.who.int/publications/i/item/who-wer9206

- Centers for Disease Control and Prevention (CDC). *Contraindications and precautions: General Best Practice Guidelines for Immunization* [Internet]. Atlanta (GA): CDC; 2023 [fecha de consulta: el 30 de septiembre de 2025]. Disponible en: https://www.cdc.gov/vaccines/hcp/imz-best-practices/contraindications-precautions.html

187. ¿Cuál es la pauta recomendada de vacunación frente a tétanos, difteria y tosferina en el paciente inmunocomprometido?

La vacunación frente a difteria, tétanos y tos ferina requiere una valoración individualizada que contemple tanto el estado vacunal previo como el grado de inmunosupresión y el riesgo de exposición.

Estas variables determinan no solo la indicación, sino también la respuesta esperable y el momento más adecuado para la administración.

La pauta vacunal debe, por tanto, adaptarse a la situación clínica del paciente y revisarse de forma activa en cada contacto con el sistema sanitario.

A continuación se resume la pauta de vacunación recomendada frente a difteria, tétanos y tos ferina (dTpa o Td) en sujetos adultos, según el estado vacunal y en condiciones específicas de inmunosupresión.

Adulto sin vacunación previa o con estado desconocido	**Adulto con vacunación incompleta**	**Adulto correctamente vacunado en infancia o adolescencia**	**Pacientes con cáncer o trasplante de órgano sólido (o en lista de espera)**	**Pacientes tras trasplante de progenitores hematopoyéticos (TPH)**
Serie primaria de 3 dosis con vacuna Td o dTpa: 1.º dosis: momento de la valoración 2.º dosis: ≥ 4 semanas después de la 1º. 3.º dosis: mínimo 6 meses tras la 2º. Al menos una dosis debe ser dTpa[1].	No reiniciar la pauta. Completar hasta alcanzar 3 dosis respetando intervalos mínimos. Si no ha recibido dTpa previamente, sustituir una dosis por dTpa[1].	Una única dosis de recuerdo en torno a los 65 años.	Administrar 1 dosis de dTpa (independientemente del historial previo) si no recibió vacunación durante los 10 últimos.	Revacunar con 4 dosis de DTPa, administradas a los 6, 7, 8 y 18 meses postrasplante, con independencia del estado vacunal previo.

[1] Las personas con vacunación incompleta deben recibir las dosis necesarias hasta alcanzar un total de 5 dosis, incluyendo la primovacunación con 3 dosis: 4º dosis a los 10 años tras la 3º dosis (mínimo un año) y 5º dosis 10 años tras la 4º (mínimo 1 año).

Referencias

- Ponencia de Programa y Registro de Vacunaciones. Vacunación en población adulta [Internet]. Madrid: Ministerio de Sanidad; septiembre de 2023 [fecha de consulta: 01 de octubre de 2025]. Disponible en: https://www.sanidad.gob.es/areas/promocionPrevencion/vacunaciones/programasDeVacunacion/docs/Vacunacion_poblacion_adulta.pdf
- Ponencia de Programa y Registro de Vacunaciones. Vacunación en grupos de riesgo de todas las edades y en determinadas situaciones [Internet]. Madrid: Ministerio de Sanidad; julio de 2023 [fecha de consulta: el 01 de octubre de 2025]. Disponible en: https://www.sanidad.gob.es/areas/promocionPrevencion/vacunaciones/programasDeVacunacion/riesgo/docs/VacGruposRiesgo_todas_las_edades.pdf
- CDC. Chapter 21: Tetanus [Internet]. Epidemiology and Prevention of Vaccine-Preventable Diseases. 2024 [fecha de consulta: el 01 de octubre de 2025]. Disponible en: https://www.cdc.gov/pinkbook/hcp/table-of-contents/chapter-21-tetanus.html

188. ¿Está contraindicada la administración de vacunas con toxoide tetánico en pacientes con antecedente de síndrome de Guillain-Barré?

El antecedente de síndrome de Guillain-Barré (SGB) no constituye una contraindicación absoluta para la administración de vacunas con toxoide tetánico (Td o dTpa). Las principales guías internacionales consideran este antecedente una precaución, no una contraindicación formal.

La precaución se aplica cuando el episodio de SGB ocurrió dentro de las seis semanas posteriores a la administración de una dosis previa de una vacuna que contenía toxoide tetánico.

En esa situación, se recomienda evaluar individualmente el riesgo-beneficio de la revacunación: si la probabilidad de exposición al tétanos es alta (por ejemplo, heridas tetanígenas, profesiones de riesgo o viajes a zonas endémicas), la protección frente a la enfermedad supera el riesgo teórico de recurrencia, por lo que la vacunación puede considerarse justificada.

Actualmente no se ha demostrado una relación causal clara entre las vacunas con toxoide tetánico y el desarrollo de SGB, y los casos de recurrencia tras revacunación son excepcionales. Por ello, en la mayoría de los pacientes con antecedente de SGB –especialmente si el episodio no estuvo temporalmente relacionado con la vacunación–, la administración de Td o dTpa es segura y recomendable cuando exista indicación.

Referencias

- Centers for Disease Control and Prevention (CDC). Epidemiology and Prevention of Vaccine-Preventable Diseases. Chapter 21: Tetanus [Internet]. 14th ed. Atlanta (GA): CDC; 2024 [fecha de consulta: 30 de septiembre de 2025]. Disponible en: https://www.cdc.gov/pinkbook/
- UK Health Security Agency (UKHSA). Immunisation Against Infectious Disease: Chapter 30 – Tetanus [Internet]. London: UKHSA; 2024 [fecha de consulta: 30 de septiembre de 2025]. Disponible en: https://www.gov.uk/government/collections/immunisation-against-infectious-disease-the-green-book
- Ponencia de Programa y Registro de Vacunaciones. Vacunación en grupos de riesgo de todas las edades y en determinadas situaciones [Internet]. Madrid: Ministerio de Sanidad; julio de 2023 [fecha de consulta: el 30 de septiembre de 2025]. Disponible en: https://www.sanidad.gob.es/areas/promocionPrevencion/vacunaciones/programasDeVacunacion/riesgo/docs/VacGruposRiesgo_todas_las_edades.pdf

9.3 Vacunas frente a la gripe

189. ¿Por qué cada año cambia la composición de la vacuna frente a la gripe?

La composición de la vacuna frente a la gripe se actualiza cada año porque los virus gripales cambian constantemente. Estos virus, especialmente los de tipo A, sufren mutaciones frecuentes, lo que les permite evadir la inmunidad adquirida por infecciones previas o por vacunas anteriores.

Cada temporada, circulan nuevas variantes del virus que pueden ser distintas a las del año anterior y por ello, la OMS realiza una vigilancia internacional. En el mes de febrero, emite una recomendación sobre qué cepas deben incluirse en las vacunas para el hemisferio norte, y a partir de esta recomendación, se ajusta la composición de las vacunas para que sean efectivas frente a las cepas que se espera que circulen en la siguiente temporada.

Esta necesidad de actualizar la vacuna anualmente es una de las razones por las que es necesario vacunarse cada otoño, incluso si ya se ha recibido la vacuna el año anterior.

Referencias

- Ponencia de Programa y Registro de Vacunaciones. Recomendaciones de vacunación frente a gripe y COVID-19 en la temporada 2024-2025 en España [Internet]. 2024 [fecha de consulta: 21 de noviembre de 2025]. Disponible en: https://www.sanidad.gob.es/areas/promocionPrevencion/vacunaciones/gripe_covid19/docs/RecomendacionesVacunacion_Gripe-Covid19_Sep2024.pdf
- Ministerio de Sanidad - Áreas - Promoción de la salud y prevención - Vacunas y programas de vacunación – Vacunación frente a la gripe - Áreas – Vacunas [Internet]. [fecha de consulta: 21 de noviembre de 2025]. Disponible en: Ministerio de Sanidad - Áreas - Promoción de la salud y prevención - Vacunas y programas de vacunación - Vacunación frente a la gripe
- Paget J, Caini S, Del Riccio M, Van Waarden W, Meijer A. Has influenza B/Yamagata become extinct and what implications might this have for quadrivalent influenza vaccines? Eurosurveillance [Internet]. 29 de septiembre de 2022 [fecha de consulta: 6 de noviembre de 2025];27(39). Disponible en: https://www.eurosurveillance.org/content/10.2807/1560-7917.ES.2022.27.39.2200753
- EU recommendations for 2025/2026 seasonal flu vaccine composition | European Medicines Agency (EMA) [Internet]. 2025 [fecha de consulta: 6 de noviembre de 2025]. Disponible en: https://www.ema.europa.eu/en/news/eu-recommendations-2025-2026-seasonal-flu-vaccine-composition

190. ¿Qué significa el desajuste o *mismatch* en la vacunación antigripal y cúales son sus consecuencias?

Aunque la vacuna frente a la gripe se actualiza cada año para adaptarse a las cepas que se espera que circulen, puede suceder que las cepas que finalmente predominan en la temporada no coincidan exactamente con las incluidas en la vacuna (fenómeno conocido como desajuste o *mismatch*). Esto ocurre porque los virus de la gripe, especialmente los de tipo A, mutan con rapidez y entre el momento en que se decide la composición de la vacuna (febrero) y el pico de la epidemia (invierno siguiente), pueden aparecer nuevas variantes.

Sin embargo, aun en las temporadas gripales en las que este fenómeno de desajuste es más evidente para alguna de las cepas vacunales, la vacunación sigue siendo beneficiosa, ya que puede ofrecer protección cruzada parcial frente a cepas relacionadas, disminuyendo la gravedad de la infección.

Referencias

- Ponencia de Programa y Registro de Vacunaciones. Recomendaciones de vacunación frente a gripe y COVID-19 en la temporada 2024-2025 en España [Internet]. 2024 [fecha de consulta: 21 de noviembre de 2025]. Disponible en: https://www.sanidad.gob.es/areas/promocionPrevencion/vacunaciones/gripe_covid19/docs/RecomendacionesVacunacion_Gripe-Covid19_Sep2024.pdf
- Ministerio de Sanidad - Áreas - Promoción de la salud y prevención - Vacunas y programas de vacunación – Vacunación frente a la gripe - Áreas – Vacunas [Internet]. [fecha de consulta: 19 de abril de 2025]. Disponible en: Ministerio de Sanidad - Áreas - Promoción de la salud y prevención - Vacunas y programas de vacunación - Vacunación frente a la gripe

191. ¿Por qué es importante vacunar frente a la gripe a las personas con mayor riesgo?

Las personas con mayor riesgo tienen una mayor probabilidad de sufrir formas graves de gripe, complicaciones o desenlaces fatales.

La vacunación anual es la mejor herramienta de prevención, ya que reduce la probabilidad de infección, disminuye la gravedad y evita hospitalizaciones y muertes, especialmente en personas mayores, con enfermedades crónicas o inmunodeprimidas.

Referencias

- Ponencia de Programa y Registro de Vacunaciones. Recomendaciones de vacunación frente a gripe y COVID-19 en la temporada 2024-2025 en España [Internet]. 2024 [fecha de consulta: 21 de noviembre de 2025]. Disponible en: https://www.sanidad.gob.es/areas/promocionPrevencion/vacunaciones/gripe_covid19/docs/RecomendacionesVacunacion_Gripe-Covid19_Sep2024.pdf
- *Grupo de trabajo vacunación en población adulta y grupos de riesgo de la Ponencia de Programa y Registro de Vacunaciones. Vacunación en grupos de*

riesgo de todas las edades y en determinadas situaciones. Comisión de Salud Pública del Consejo Interterritorial del Sistema Nacional de Salud. Ministerio de Sanidad, Consumo y Bienestar Social, julio 2018.

- Ministerio de Sanidad - Áreas - Promoción de la salud y prevención - Vacunas y programas de vacunación – Vacunación frente a la gripe - Áreas – Vacunas [Internet]. [fecha de consulta: 21 de noviembre de 2025]. Disponible en: Ministerio de Sanidad - Áreas - Promoción de la salud y prevención - Vacunas y programas de vacunación - Vacunación frente a la gripe
- López-Medrano F, Alfayate S, Carratalà J, Chamorro-Camazón J, Cordero E, Cruz-Cañete M, Fernández-Prada M, García-Cenoz M, Marcos MA, Melón S, Moreno-Millán N, Onieva-García MA, Ortiz de Lejarazu R, Pérez-Martín JJ, Rodríguez-García J, Schwarz-Chavarri G, Tagarro-García A, van Esso-Arbolave D, Viasus D, Pumarola T. Executive summary. Diagnosis, treatment and prophylaxis of influenza virus infection – Consensus statement of the Spanish Society of Infectious Diseases and Clinical Microbiology (SEIMC), the Spanish Society of Pediatric Infectious Diseases (SEIP), the Spanish Association of Vaccinology (AEV), the Spanish Society of Family and Community Medicine (SEMFYC) and the Spanish Society of Preventive Medicine, Public Health and Health Management (SEMPSPGS). Rev Esp Med Prev Salud Pub. 2022;27(4): 89-108.
- Fernández-Prada M, Moraga-Llop F, Mirada-Masip G, Grande-Tejada AM, Fariñas-Guerrero F, Martínez-Alcorta LI, Cáceres Fernández- Bolaños R, Pérez-Martín JJ, González-Iglesias I, Huerta-González I, Forcada-Segarra JA, Ortiz de Lejarazu-Leonardo R. Vacunación antigripal: diferentes perspectivas para proteger más y mejor. Rev Esp Med Prev Salud Pub. 2022;27(4): 22-28.

192. ¿Cuándo es el mejor momento para administrar la vacuna frente a la gripe?

El mejor momento para administrar la vacuna frente a la gripe es justo antes del inicio de la circulación habitual del virus, que suele aumentar en los meses fríos, es decir, en los meses de otoño.

La protección comienza a desarrollarse unos 10–14 días tras la vacunación y suele durar unos 6–8 meses, cubriendo el período de mayor circulación del virus (otoño e invierno).

Referencias

- Ponencia de Programa y Registro de Vacunaciones. Recomendaciones de vacunación frente a gripe y COVID-19 en la temporada 2024-2025 en España [Internet]. 2024 [fecha de consulta: 21 de noviembre de 2025]. Disponible en: https://www.sanidad.gob.es/areas/promocionPrevencion/vacunaciones/gripe_covid19/docs/RecomendacionesVacunacion_Gripe-Covid19_Sep2024.pdf
- Grupo de trabajo vacunación en población adulta y grupos de riesgo de la Ponencia de Programa y Registro de Vacunaciones. Vacunación en grupos de riesgo de todas las edades y en determinadas situaciones. Comisión de Salud Pública del Consejo Interterritorial del Sistema Nacional de Salud. Ministerio de Sanidad, Consumo y Bienestar Social, julio 2018.
- Ministerio de Sanidad - Áreas - Promoción de la salud y prevención - Vacunas y programas de vacunación – Vacunación frente a la gripe - Áreas – Vacunas [Internet]. [fecha de consulta: 21 de noviembre de 2025]. Disponible en: Ministerio de Sanidad - Áreas - *Promoción de la salud y prevención - Vacunas y programas de vacunación - Vacunación frente a la gripe*
- López-Medrano F, Alfayate S, Carratalà J, Chamorro-Camazón J, Cordero E, Cruz-Cañete M, Fernández-Prada M, García-Cenoz M, Marcos MA, Melón S, Moreno-Millán N, Onieva-García MA, Ortiz de Lejarazu R, Pérez-Martín JJ, Rodríguez-García J, Schwarz-Chavarri G, Tagarro-García A, van Esso-Arbolave D, Viasus D, Pumarola T. Executive summary. Diagnosis, treatment and prophylaxis of influenza virus infection – Consensus statement of the Spanish Society of Infectious Diseases and Clinical Microbiology (SEIMC), the Spanish Society of Pediatric Infectious Diseases (SEIP), the Spanish Association of Vaccinology (AEV), the Spanish Society of Family and Community Medicine (SEMFYC) and the Spanish Society of Preventive Medicine, Public Health and Health Management (SEMPSPGS). *Rev Esp Med Prev Salud Pub.* 2022;27(4): 89-108.

193. ¿Es segura la vacunación frente a la gripe en personas inmunodeprimidas o con enfermedades crónicas?

Sí. La vacunación frente a la gripe es segura y especialmente recomendada en personas inmunocomprometidas o con enfermedades crónicas, ya que estos grupos tienen un mayor riesgo de sufrir complicaciones graves, hospitalización o incluso fallecimiento.

Aunque la respuesta inmunitaria puede ser menor en pacientes con inmunosupresión, incluso una protección parcial que no evite la enfermedad puede reducir la gravedad de la gripe.

Referencias

- Ponencia de Programa y Registro de Vacunaciones. Recomendaciones de vacunación frente a gripe y COVID-19 en la temporada 2024-2025 en España [Internet]. 2024 [fecha de consulta: 21 de noviembre de 2025]. Disponible en: https://www.sanidad.gob.es/areas/promocionPrevencion/vacunaciones/gripe_covid19/docs/RecomendacionesVacunacion_Gripe-Covid19_Sep2024.pdf
- Grupo de trabajo vacunación en población adulta y grupos de riesgo de la Ponencia de Programa y Registro de Vacunaciones. Vacunación en grupos de riesgo de todas las edades y en determinadas situaciones. Comisión de Salud Pública del Consejo Interterritorial del Sistema Nacional de Salud. Ministerio de Sanidad, Consumo y Bienestar Social, julio 2018.
- Ministerio de Sanidad - Áreas - Promoción de la salud y prevención - Vacunas y programas de vacunación – Vacunación frente a la gripe - Áreas – Vacunas [Internet]. [fecha de consulta: 21 de noviembre de 2025]. Disponible en: Ministerio de Sanidad - Áreas - Promoción de la salud y prevención - Vacunas y programas de vacunación - Vacunación frente a la gripe

194. ¿Qué vacunas son las más utilizadas en adultos?

Cada año, las autoridades sanitarias emiten una recomendación sobre vacunación en población susceptible de vacunación frente a gripe. Las vacunas frente a la gripe se encuentran en constante investigación en cuanto a su composición, por lo que es recomendable consultar las recomendaciones oficiales al inicio de la campaña.

De forma general, se dispone de diferentes vacunas:

Según su composición:

- Tetravalentes: protegen frente a 4 cepas del virus (2 tipo A y 2 tipo B).
- Trivalentes: contienen 3 cepas (2 tipo A y 1 tipo B).

Según la presencia o no de adyuvantes (sustancia que potencia la respuesta inmune):

- Adyuvadas
- No adyuvadas

Según la cantidad de antígeno:

- Dosis estándar
- De alta carga (Entre 3 y 4 veces la cantidad de antígeno que la dosis estándar)

De forma general, los adultos reciben vacunas inactivadas no reforzadas (ni adyuvadas, ni de alta carga), pero en personas mayores o con inmunosupresión, se puede emplear vacuna reforzada para una mejor protección.

Referencias

- Ponencia de Programa y Registro de Vacunaciones. Recomendaciones de vacunación frente a gripe y COVID-19 en la temporada 2024-2025 en España [Internet]. 2024 [fecha de consulta: 21 de noviembre de 2025]. Disponible en: https://www.sanidad.gob.es/areas/promocionPrevencion/vacunaciones/gripe_covid19/docs/RecomendacionesVacunacion_Gripe-Covid19_Sep2024.pdf
- Ministerio de Sanidad - Áreas - Promoción de la salud y prevención - Vacunas y programas de vacunación – Vacunación frente a la gripe - Áreas – Vacunas [Internet]. [fecha de consulta: 21 de noviembre de 2025]. Disponible en: Ministerio de Sanidad - Áreas - Promoción de la salud y prevención - Vacunas y programas de vacunación - Vacunación frente a la gripe
- Fiore AE, Uyeki TM, Broder K, Finelli L, Euler GL, Singleton JA, et al. Prevention and control of influenza with vaccines: recommendations of the Advisory Committee on Immunization Practices (ACIP), 2010. MMWR Recomm Rep. 2010;59(RR-8):1-62.

195. ¿Se puede contraer la gripe pese a estar vacunado?

Sí, es posible, aunque en general los casos son más leves. Las razones pueden ser:

- La eficacia de la vacuna no es del 100%.
- Puede existir un desajuste entre las cepas circulantes y las incluidas en la vacuna
- La respuesta inmune puede ser menor en personas inmunocomprometidas o mayores.

- La infección puede haberse adquirido poco antes de la vacunación, cuando aún no se ha desarrollado protección (la inmunidad tarda unos 10–14 días en generarse).

Pese a ello, las personas vacunadas suelen presentar síntomas más leves, menos complicaciones y menor riesgo de hospitalización y desenlace fatal.

Referencias

- Ponencia de Programa y Registro de Vacunaciones. Recomendaciones de vacunación frente a gripe y COVID-19 en la temporada 2024-2025 en España [Internet]. 2024 [fecha de consulta: 21 de noviembre de 2025]. Disponible en: https://www.sanidad.gob.es/areas/promocionPrevencion/vacunaciones/gripe_covid19/docs/RecomendacionesVacunacion_Gripe-Covid19_Sep2024.pdf
- Grupo de trabajo vacunación en población adulta y grupos de riesgo de la Ponencia de Programa y Registro de Vacunaciones. Vacunación en grupos de riesgo de todas las edades y en determinadas situaciones. Comisión de Salud Pública del Consejo Interterritorial del Sistema Nacional de Salud. Ministerio de Sanidad, Consumo y Bienestar Social, julio 2018.
- Ministerio de Sanidad - Áreas - Promoción de la salud y prevención - Vacunas y programas de vacunación – Vacunación frente a la gripe - Áreas – Vacunas [Internet]. [fecha de consulta: 21 de noviembre de 2025]. Disponible en: Ministerio de Sanidad - Áreas - Promoción de la salud y prevención - Vacunas y programas de vacunación - Vacunación frente a la gripe

196. ¿Puede la vacuna provocar la gripe?

No. La vacuna de la gripe no puede causar la enfermedad. Las vacunas inactivadas (utilizadas en adultos) no contienen virus vivos, por lo que es imposible que causen gripe.

Es común que algunas personas experimenten síntomas leves como malestar, fiebre baja o dolor muscular tras vacunarse, pero no se trata de infección, sino una reacción del sistema inmune a la vacuna.

Referencias

- Ponencia de Programa y Registro de Vacunaciones. Recomendaciones de vacunación frente a gripe y COVID-19 en la temporada 2024-2025 en España [Internet].

2024 [fecha de consulta: 21 de noviembre de 2025]. Disponible en: https://www.sanidad.gob.es/areas/promocionPrevencion/vacunaciones/gripe_covid19/docs/RecomendacionesVacunacion_Gripe-Covid19_Sep2024.pdf

- Grupo de trabajo vacunación en población adulta y grupos de riesgo de la Ponencia de Programa y Registro de Vacunaciones. Vacunación en grupos de riesgo de todas las edades y en determinadas situaciones. Comisión de Salud Pública del Consejo Interterritorial del Sistema Nacional de Salud. Ministerio de Sanidad, Consumo y Bienestar Social, julio 2018.
- Ministerio de Sanidad - Áreas - Promoción de la salud y prevención - Vacunas y programas de vacunación – Vacunación frente a la gripe - Áreas – Vacunas [Internet]. [fecha de consulta: 21 de noviembre de 2025]. Disponible en: Ministerio de Sanidad - Áreas - Promoción de la salud y prevención - Vacunas y programas de vacunación - Vacunación frente a la gripe

197. ¿Son seguras estas nuevas vacunas? ¿Qué efectos adversos pueden producir?

Sí, las nuevas vacunas tienen un perfil de seguridad muy alto. Al igual que todos los medicamentos, las nuevas vacunas frente a gripe y COVID-19 podrían provocar reacciones adversas, similares a las observadas con las vacunas previas. Las reacciones adversas más frecuentes tras la administración de la vacuna frente a gripe son inflamación y/o dolor en el lugar de la inyección, fiebre, malestar o dolor muscular que pueden aparecer tras la vacunación y persistir no más de 48 horas.

Referencias

- Agencia Española de Medicamentos y Productos Sanitarios. https://www.aemps.gob.es/medicamentos-de-uso-humano/medicamentos-biologicos/vacunas/
- Ministerio de Sanidad - Áreas - Promoción de la salud y prevención - Vacunas y programas de vacunación – Vacunación frente a la gripe - Áreas – Vacunas [Internet]. [fecha de consulta: 21 de noviembre de 2025]. Disponible en: Ministerio de Sanidad - Áreas - Promoción de la salud y prevención - Vacunas y programas de vacunación - Vacunación frente a la gripe
- Fiore AE, Uyeki TM, Broder K, Finelli L, Euler GL, Singleton JA, *et al.* Prevention and control of influenza with vaccines: recommendations of the Advisory Committee on Immunization Practices (ACIP), 2010. *MMWR Recomm Rep.* 2010;59(RR-8):1-62.

198. Si el paciente presenta fiebre, ¿se puede vacunar?

En caso de fiebre o infección aguda, es recomendable que la vacunación se posponga hasta la resolución de los síntomas. Sin embargo, un resfriado o enfermedad leve no contraindica la vacunación. Siempre hay que valorar las oportunidades perdidas de vacunación de forma individual y en el contexto de la evolución de la epidemia.

Referencias

- Ponencia de Programa y Registro de Vacunaciones. Recomendaciones de vacunación frente a gripe y COVID-19 en la temporada 2024-2025 en España [Internet]. 2024 [fecha de consulta: 21 de noviembre de 2025. Disponible en: https://www.sanidad.gob.es/areas/promocionPrevencion/vacunaciones/gripe_covid19/docs/RecomendacionesVacunacion_Gripe-Covid19_Sep2024.pdf
- Grupo de trabajo vacunación en población adulta y grupos de riesgo de la Ponencia de Programa y Registro de Vacunaciones. Vacunación en grupos de riesgo de todas las edades y en determinadas situaciones. Comisión de Salud Pública del Consejo Interterritorial del Sistema Nacional de Salud. Ministerio de Sanidad, Consumo y Bienestar Social, julio 2018.
- Ministerio de Sanidad - Áreas - Promoción de la salud y prevención - Vacunas y programas de vacunación – Vacunación frente a la gripe - Áreas – Vacunas [Internet]. [fecha de consulta: 21 de noviembre de 2025]. Disponible en: Ministerio de Sanidad - Áreas - Promoción de la salud y prevención - Vacunas y programas de vacunación - Vacunación frente a la gripe

199. Paciente que ha padecido «gripe A» esta temporada (diagnóstico por test de antígenos comprado en la farmacia). ¿Debe recibir la vacuna frente a gripe a pesar de todo?

La vacuna de la gripe contiene cepas frente a virus A (H1N1 y H3N2) y frente a virus B. Una persona puede adquirir una infección por distintos subtipos de virus en una misma temporada. En las últimas temporadas han coexistido los 3 subtipos de virus.

Referencias

- Ministerio de Sanidad - Áreas - Promoción de la salud y prevención - Vacunas y programas de vacunación – Vacunación frente a la gripe - Áreas – Vacunas [Internet]. [fecha de consulta: 21 de noviembre de 2025]. Disponible en: Ministerio de Sanidad - Áreas - Promoción de la salud y prevención - Vacunas y programas de vacunación - Vacunación frente a la gripe

- López-Medrano F, Alfayate S, Carratalà J, Chamorro-Camazón J, Cordero E, Cruz-Cañete M, et al. Executive summary. Diagnosis, treatment and prophylaxis of influenza virus infection. Consensus statement of the Spanish Society of Infectious Diseases and Clinical Microbiology (SEIMC), the Spanish Society of Pediatric Infectious Diseases (SEIP), the Spanish Association of Vaccinology (AEV), the Spanish Society of Family and Community Medicine (SEMFYC) and the Spanish Society of Preventive Medicine, Public Health and Health Management (SEMPSPGS). REVISTA ESPAÑOLA DE SALUD PUBLICA. Vol 1. 2023
- Instituto de Salud Carlos III. Vigilancia de Infección Respiratoria Aguda en Atención Primaria y Hospitales. Gripe, COVID-19 y VRS. Informe Anual Temporada 2023-2024. Disponible en: https://cne.isciii.es/es/servicios/enfermedades-transmisibles/enfermedades-a-z/gripe-covid-19-y-otros-virusrespiratorios.
- Instituto de Salud Carlos III. Informe anual SiVIRA de Vigilancia de gripe, COVID-19 y VRS. Temporada 2022-23. Disponible en: https://cne.isciii.es/es/servicios/enfermedades-transmisibles/enfermedades-az/gripe-covid-19-y-otros-virus-respiratorios

200. ¿Se puede vacunar de gripe a un paciente con alergia al huevo?

Desde la temporada 2023-2024, ya no se requieren precauciones especiales para vacunar contra la gripe a personas alérgicas al huevo, independientemente de la gravedad de reacciones previas. Pueden recibir cualquier vacuna antigripal adecuada para su edad y condición, incluidas las cultivadas en huevo.

Aunque la mayoría de vacunas contra la gripe inyectables y en atomizador nasal se fabrican con tecnología a base de huevos, conteniendo trazas de componentes de estos (ovoalbúmina), los estudios han demostrado que el riesgo de reacción alérgica grave es extremadamente bajo, incluso en pacientes con alergia grave al huevo. La tasa de anafilaxia estimada es de aproximadamente 1 por cada millón de dosis.

No obstante, todas las vacunas deben administrarse en entornos donde exista personal y equipamiento capacitado para reconocer y tratar reacciones alérgicas agudas, ya que estas, aunque raras, pueden ocurrir en cualquier persona, incluso sin antecedentes alérgicos.

En cambio, las personas con alergia conocida a otros componentes de la vacuna (por ejemplo, gelatina, antibióticos, etc.) deben ser evaluadas individualmente antes de recibir la vacunación.

Referencias

- Centers for Disease Control and Prevention (CDC). Flu Vaccines and People with Egg Allergies [Internet]. Atlanta: CDC; 2024 [fecha de consulta: 21 de noviembre de 2025]. Disponible en: https://www.cdc.gov/flu/vaccines/egg-allergies.html

9.4 *Vacunas frente al* Haemophilus influenzae serogrupo B

201. ¿Por qué debemos vacunar al paciente inmunocomprometido contra *Haemophilus influenzae* serogrupo B?

Se considera que las personas inmunocomprometidas tienen un mayor riesgo de contraer la enfermedad invasiva por *Haemophilus influenzae* serogrupo B.

Referencias

- CDC. The Pink Book: Course Textbook - 14th Edition (2021). Chapter 8.

202. ¿Además del inmunocomprometido, algún adulto sano se beneficiaría de esta vacunación?

Sí, los pacientes esplenectomizados pueden beneficiarse por el hecho de que esta es una bacteria encapsulada.

Referencias

- Briere EC, Rubin L, Moro PL, Cohn A, Clark T, Messonnier N; Division of Bacterial Diseases, National Center for Immunization and Respiratory Diseases, CDC. Prevention and control of haemophilus influenzae type b disease: recommendations of the advisory committee on immunization practices (ACIP). MMWR Recomm Rep. 2014 Feb 28;63(RR-01):1-14. PMID: 24572654.

203. ¿Deben vacunarse los niños inmunocomprometidos que se recuperan de la enfermedad invasiva de *Haemophilus influenzae* serogrupo B?

El padecer la enfermedad en este tipo de pacientes no hace que desarrollen niveles de anticuerpos protectores de forma permanente. Los niños menores de 24 meses de edad que desarrollan la enfermedad invasiva por *Haemophilus influenzae* serogrupo B deben considerarse susceptibles y recibir la vacuna contra el virus.

Referencias

- Rümke HC, Ruitenberg EJ. Vaccinatie tegen *Haemophilus influenzae* type b [Vaccination against *Haemophilus influenzae* type b; why and how?]. *Ned Tijdschr Geneeskd.* 2020 Sep 3;164:D5059. Dutch. PMID: 32940992.
- Briere EC, Rubin L, Moro PL, Cohn A, Clark T, Messonnier N; Division of Bacterial Diseases, National Center for Immunization and Respiratory Diseases, CDC. Prevention and control of *haemophilus influenzae* type b disease: recommendations of the advisory committee on immunization practices (ACIP). MMWR Recomm Rep. 2014 Feb 28;63(RR-01):1-14. PMID: 24572654.

204. La vacuna de *Haemophilus influenzae* serogrupo B es segura coadministrarla con otras vacunas en los pacientes inmunocomprometidos

Sí, la vacuna se puede administrar con otros preparados.

Referencias

- Cherian T, Thomas N, Raghupathy P, Durot I, Dutta A. Safety and immunogenicity of Haemophilus influenzae type B vaccine given in combination with DTwP at 6, 10 and 14 weeks of age. *Indian Pediatr.* 2002 May;39(5):427-36. PMID: 12037271.
- Hoppenbrouwers K, Lagos R, Swennen B, Ethevenaux C, Knops J, Levine MM, Desmyter J. Safety and immunogenicity of an Haemophilus influenzae type b-tetanus toxoid conjugate (PRP-T) and diphtheria-tetanus-pertussis (DTP) combination vaccine administered in a dual-chamber syringe to infants in Belgium and Chile. *Vaccine.* 1998 May-Jun; 16(9-10):921-7. doi: 10.1016/s0264-410x(97)00303-4. PMID: 9682338.

9.5 Vacunas frente al herpes zóster

205. ¿Qué causa el herpes zóster?

El herpes zóster es una enfermedad infecciosa aguda provocada por el *Virus Varicela Zóster* (VVZ) perteneciente al grupo de los herpesvirus, caracterizados por producir infecciones latentes después de la primoinfección. La infección primaria por virus de la VVZ produce varicela y la reactivación posterior del virus provoca el herpes zóster.

Referencia

- Dworkin RH, Johnson RW, Breuer J, Gnann JW, Levin MJ, Backonja M, et al. Recomendations for the Management of Herpes Zóster. *Clin Infect Dis.* 2007;44(Supplement_1): SI-26.
- Grupo de Trabajo SED de Dolor Neuropático. Herpes zóster y neuralgia postherpética. 2023. Pag 11.
- Grupo de trabajo de vacunación frente a herpes zóster de la ponencia de programa y registro de vacunaciones. CISNS. Marzo 2021.

206. ¿Se puede contagiar a mi paciente inmunocomprometido en caso de tener contacto con una persona con zóster?

No se adquiere por contacto con alguien con varicela o con herpes zóster, pero las vesículas contienen el virus varicela zóster y, por tanto, son infecciosas. Las personas que aún no han padecido varicela o que no han sido vacunadas pueden infectarse si entran en contacto con las vesículas del herpes zóster, en cuyo caso desarrollarían una varicela.

Para prevenir la transmisión a personas con inmunosupresión, las vesículas del herpes zóster deben cubrirse con cuidado hasta que formen una costra, generalmente entre 7 y 10 días

Referencias

- https://www.sanidad.gob.es/areas/promocionPrevencion/vacunaciones/programasDeVacunacion/docs/Herpes_Zoster_Preguntasyrespuestas.pdf

- Gershon AA, Breuer J, Cohen JI, Coohrs RJ, Gershon MD, Gilden D, *et al.* Varicella zóster virus infection. *Nat Rev Dis Primer.* 17 de diciembre de 2015; 1 (1): 15016.
- Grupo de Trabajo SED de Dolor Neuropático. Herpes Zóster y neuralgia postherpética. 2023. Pag 11.
- Manual vacunación Euskadi. Capítulo 4.17. Pág. 172

207. ¿Cuál es la pauta adecuada de Shingrix® en el paciente inmunocomprometido?

Shingrix® es la única vacuna comercializada en España, está indicada para la prevención del herpes zóster y Neuralgia postherpética en adultos a partir de los 50 años de edad y a partir de los 18 de edad que tienen un mayor riesgo de herpes zóster.

La primovacunación consiste en dos dosis con un intervalo mínimo de dos meses. Si se requiere flexbilidad, la segunda se puede administrar entre 2 y 6 meses después de la primera.

Como pone en ficha técnica. En individuos que son o podrían llegar a ser inmunodeficientes o que están o podrían llegar a estar inmunodeprimidos debido a alguna patología o terapia, y que se podrían beneficiar de un esquema de vacunación más corto, se puede administrar la segunda dosis entre 1 y 2 meses después de la dosis inicial.

Referencias

- Grupo de trabajo de vacunación frente a herpes zóster de la ponencia de programa y registro de vacunaciones. CISNS. Marzo 2021.

208. ¿Cómo se administra Shingrix®?

La vacuna debe ser reconstituida. Tras su reconstitución debe administrarse inmediatamente (utilizando una aguja diferente). La dosis para administrar es de 0,5 mL.

Solo para inyección intramuscular, preferiblemente en el músculo deltoides.

No administrar la vacuna por vía intravascular o intradérmica.

No se recomienda la administración por vía subcutánea.

La mala administración por vía subcutánea puede dar lugar a un aumento de las reacciones locales transitorias.

Referencias

- Agencia Española de Medicamentos y Productos Sanitarios. Ficha técnica Shingrix, polvo y suspensión para suspensión inyectable. Madrid: AEMPS; [fecha de consulta: 29 de mayo de 2025]. Disponible en: https://cima.aemps.es/cima/dochtml/ft/1181272001/FT_1181272001.htm

209. Si nuestro paciente inmunocomprometido nos dice que no ha pasado la varicela, ¿se le debe ofrecer la vacuna contra herpes zóster?

Sí, la vacuna debe administrarse a las personas elegibles con independencia de si la persona tiene o no antecedentes de varicela. El 90% de la población adulta en España presenta inmunidad frente a VVZ aunque muchos no recuerdan o conocen el haberla pasado.

En personas que van a comenzar un tratamiento inmunosupresor o van a recibir trasplante de órgano sólido previamente a que se realice es necesario conocer si tiene anticuerpos frente a varicela. En el caso de que no se observen anticuerpos se recomienda la vacunación frente a varicela previo al tratamiento; y si se detectan anticuerpos se recomienda la vacunación frente a herpes zóster, si es factible, antes de comenzar el tratamiento o el trasplante.

Referencia

- Grupo de trabajo de vacunación frente a herpes zóster de la Ponencia de Programa y Registro de Vacunaciones. Comisión de Salud Pública del Consejo Interterritorial del Sistema Nacional de Salud. Ministerio de Sanidad, marzo de 2021. https://www.sanidad.gob.es/profesionales/saludPublica/prevPromocion/vacunaciones/programasDeVacunacion/docs/HerpesZóster_RecomendacionesVacunacion.pdf.

210. ¿Se debe vacunar frente a herpes zóster a una persona que padece un herpes zóster activo para mejorar su pronóstico?

La vacuna es solo para uso profiláctico y no está destinada para el tratamiento de la enfermedad clínica establecida.

Referencias

- Agencia Española de Medicamentos y Productos Sanitarios. Ficha técnica Shingrix, polvo y suspensión para suspensión inyectable. Madrid: AEMPS; [fecha de consulta: 21 de noviembre de 2025]. Disponible en: https://cima.aemps.es/cima/dochtml/ft/1181272001/FT_1181272001.htm
- Agencia Española de Medicamentos y Productos Sanitarios. Ficha técnica Zostavax, polvo y disolvente para suspensión inyectable. Madrid: AEMPS; [fecha de consulta: 21 de noviembre de 2025]. Disponible en: https://cima.aemps.es/cima/dochtml/ft/06341011/FT_06341011.html

211. A un paciente que actualmente ha sido diagnosticado de herpes zóster, ¿se le debe administrar la vacuna contra el herpes zóster?

Si, ya que aproximadamente el 5% de los pacientes que padecieron un episodio de herpes zóster, tendrán una recidiva en el futuro.

Referencias

- Yawn BP, Wollan PC, Kurland MJ, et al. Herpes zóster recurrences more frequent than previously reported. Mayo Clin Proc 2011;86(2):88-93.

212. Tras el diagnóstico de herpes zóster, ¿se debe esperar un intervalo de tiempo para administrar la vacuna de herpes zóster?

A las personas que ya han tenido un episodio de herpes zóster se les recomienda la vacunación con Shingrix®.

- Inmunocompetentes: podría considerarse retrasar su vacunación 1 año tras la resolución de la enfermedad, ya que es probable que el refuerzo de la infección natural ofrezca protección al menos hasta este momento.

- Inmunocomprometidos: como Shingrix® se puede administrar siempre que la persona se haya recuperado de la infección aguda y no tengan vesículas activas, en este caso no se debería demorar la vacunación, ya que tienen un mayor riesgo de sufrir episodios recurrentes de herpes zóster.

Referencias

- Barranco Quintana JL, García Cenoz M, Moza Moríñigo H, Onieva García MA, Rodríguez García J, Román Ortiz C. Consenso de la SEMPSPGS sobre la vacunación frente a Herpes Zóster. Rev Esp Med Prev Salud Pub. 2022; 27(3):21-77. Disponible en: https://www.sempspgs.es/files/portalcontenidos/140/documentos/consensoherpeszóster.pdf

213. Es relativamente frecuente que nuestro paciente inmunocomprometido desarrolle un cuadro de herpes zóster antes de llegar a recibir la vacuna, en este caso: ¿Se debe vacunar igualmente frente a herpes zóster o debemos considerar que nuestro paciente ya ha quedado inmunizado al pasar la enfermedad?

Así como pasar la varicela confiere inmunidad y no se puede pasar la varicela dos veces en la vida, tener un episodio de herpes zóster no protege para el herpes zóster, de forma que hasta en un 5-6% de las ocasiones puede repetirse. De hecho pasar un herpes zóster aumenta la probabilidad de desarrollar un segundo episodio. La vacuna inactivada de subunidades está autorizada para evitar episodios de zóster en pacientes que ya han pasado un herpes zóster previo estando recomendada en España por la Comisión de Salud Pública para personas con antecedente de zóster.

Referencias

- Kawai K, Gebremeskel BG, Acosta CJ. Systematic review of incidence and complications of herpes zóster: towards a global perspective. *BMJ Open*. 2014 Jun 10;4(6):e004833. doi: 10.1136/bmjopen-2014-004833. PMID: 24916088; PMCID: PMC4067812.

- Grupo de trabajo de vacunación frente a herpes zóster de la Ponencia de Programa y Registro de Vacunaciones. Comisión de Salud Pública del Consejo Interterritorial del Sistema Nacional de Salud. Ministerio de Sanidad, marzo 2021. (Revisado apartado de Recomendaciones y priorización en abril 2023).

214. Y en el caso de que nuestro paciente inmunocomprometido desarrolle una varicela, ¿se debe esperar un intervalo de tiempo para administrar la vacuna de herpes zóster tras la varicela?

Existe poca evidencia es sobre el tiempo que hay que esperar desde la resolución de la varicela hasta que puede vacunarse frente a herpes zóster pero se recomienda esperar hasta la resolución del cuadro clínico y separar al menos ocho semanas la vacunación con Shingrix®.

Referencias

- CDC. Clinical Considerations for Use of Recombinant Zóster Vaccine (RZV, Shingrix) in Immunocompromised Adults Aged ≥19 Years | CDC [Internet]. 2022. Disponible en: https://www.cdc.gov/shingles/vaccination/immunocompromised-adults.html
- Barranco Quintana JL, García Cenoz M, Moza Moríñigo H, Onieva García MA, Rodríguez García J, Román Ortiz C. Consenso de la SEMPSPGS sobre la vacunación frente a Herpes Zóster. *Rev Esp Med Prev Salud Pub.* 2022; 27(3):21-77. [Disponible en: https://www.sempspgs.es/files/portalcontenidos/140/documentos/consensoherpeszóster.pdf]

215. Los pacientes inmunocomprometidos, con frecuencia reciben profilaxis con antivirales para la prevención del herpes zóster. ¿Puede administrarse la vacuna con seguridad si el paciente está recibiendo actualmente antivirales orales o intravenosos?

La vacuna Shingrix® al ser una vacuna inactivada, no atenuada, puede administrarse mientras los pacientes toman medicamentos antivirales, no afectando a la respuesta ni a la efectividad de la vacuna.

En los pacientes que toman medicamentos antivirales profilácticos, como por ejemplo, pacientes receptores de progenitores hematopoyéticos, se recomienda que la vacunación con Shingrix®, se inicie como mínimo dos meses antes de la interrupción prevista de la terapia antiviral para dar tiempo a administrar las dos dosis de la vacuna (separación mínima de cuatro semanas) y a que la segunda dosis alcance la máxima respuesta sobre el sistema inmunológico (entre cuatro y seis semanas más).

Referencias

- CDC. Clinical Considerations for Use of Recombinant Zóster Vaccine (RZV, Shingrix) in Immunocompromised Adults Aged ≥19 Years | CDC [Internet]. 2022. Disponible en: https://www.cdc.gov/shingles/vaccination/immunocompromised-adults.html
- Barranco Quintana JL, García Cenoz M, Moza Moríñigo H, Onieva García MA, Rodríguez García J, Román Ortiz C. Consenso de la SEMPSPGS sobre la vacunación frente a Herpes Zóster. *Rev Esp Med Prev Salud Pub.* 2022; 27(3):21-77. [Disponible en: https://www.sempspgs.es/files/portalcontenidos/140/documentos/consensoherpeszóster.pdf]

216. Es frecuente que nuestros pacientes necesiten varias vacunas ¿Se puede administrar Shingrix® al mismo tiempo que otras vacunas?

Shingrix® puede ser coadministrada, con diferente aguja y en lugares anatómicos distintos o en el mismo, pero al menos con una separación de 2,5 centímetros con otras vacunas. Se puede administrar de forma concomitante con la vacuna frente a la gripe estacional (inactivada, no adyuvada), con la vacuna antineumocócica polisacarídica 23-valente (PPV23), con la vacuna antineumocócica conjugada 13-valente (PCV13), con la vacuna antidiftérica, antitetánica y antitosferina (componente acelular) de contenido antigénico reducido (dTpa), con la vacuna de ácido ribonucleico mensajero (ARNm) frente a la enfermedad por coronavirus 2019 (COVID-19) o con la vacuna frente al virus respiratorio sincitial (VRS) (recombinante, adyuvada). Las vacunas se deben administrar en lugares de inyección distintos.

Referencias

- Ficha técnica shingrix polvo y suspensión para suspensión inyectable: https://cima.aemps.es/cima/dochtml/ft/1181272001/FT_1181272001.html
- Barranco Quintana JL, García Cenoz M, Moza Moríñigo H, Onieva GarcíaMA, Rodríguez García J, Román Ortiz C. Consenso de la SEMPSPGS sobre la vacunación frente a Herpes Zóster. *Rev Esp Med Prev Salud Pub.* 2022; 27(3):21-77. [Disponible en: https://www.sempspgs.es/files/portalcontenidos/140/documentos/consensoherpeszóster.pdf]

217. ¿Puede la vacunación con Shingrix® desencadenar una enfermedad inmunomediada o exacerbarla en personas que ya la padecían?

No se ha demostrado que la vacunación con Shingrix® tenga una asociación causal con el debut o la exacerbación de enfermedades inmunomediadas.

En los ensayos clínicos preautorización con Shingrix® no fueron observadas diferencias significativas en la aparición de enfermedades inmunomediadas entre el grupo que recibió la vacuna y el que recibió placebo. En estos estudios no fueron excluidos los pacientes que ya tenían una enfermedad inmunomediada de base. En estos pacientes no se observó mayor proporción de reactivaciones de su enfermedad en el grupo que recibió Shingrix® respecto del control.

En cuanto a los sistemas de vigilancia post-comercialización, el Sistema de vigilancia de seguridad de la vacuna basado en la declaración espontánea de los proveedores, pacientes y otras entidades a la compañía hasta febrero de 2019 con una cantidad de dosis administradas de 9,3 millones, las enfermedades inmunomediadas reportadas fueron de 1,1 por millón de dosis administradas sin observarse desvíos respecto a lo esperado en ninguna de ellas.

Referencias

- Cunningham AL, Lal H, Kovac M, Chlibek R, Hwang S-J, Díez-Domingo J, *et al.*, ZOE-70 Study Group. Efficacy of the Herpes Zóster Subunit Vaccine in Adults 70 Years of Age or Older. *N Engl J Med.* 2016 Sep 15;375(11):1019–1032. PMID: 27626517.
- Dagnew AF, Rausch D, Hervé C, Zahaf T, Levin MJ, Schuind A, ZOE-50/70 study group. Efficacy and serious adverse events profile of the adjuvanted recombinant zóster vaccine in adults with pre-existing potential immune-mediated diseases: a pooled post hoc analysis on two parallel randomized trials. *Rheumatology* (Oxford). 2021 Mar 2;60(3):1226–1233. PMCID: PMC7937016.
- Lal H, Cunningham AL, Godeaux O, Chlibek R, Diez-Domingo J, Hwang S-J, *et al.*, ZOE-50 Study Group. Efficacy of an adjuvanted herpes zóster subunit vaccine in older adults. N Engl J Med. 2015 May 28;372(22):2087–2096. PMID: 25916341.
- López-Fauqued M, Campora L, Delannois F, El Idrissi M, Oostvogels L, De Looze FJ, *et al.* , ZOE-50/70 Study Group. Safety profile of the adjuvanted recombinant zóster vaccine: Pooled analysis of two large randomised phase 3 trials. *Vaccine.* 2019 Apr 24;37(18):2482–2493. PMID: 30935742.

- McGirr A, Widenmaier R, Curran D, Espié E, Mrkvan T, Oostvogels L, *et al.* The comparative efficacy and safety of herpes zóster vaccines: A network meta-analysis. *Vaccine.* 2019 May 16;37(22):2896–2909. PMID: 30982636.
- Tavares-Da-Silva F, Co MM, Dessart C, Hervé C, López-Fauqued M, Mahaux O, et al. Review of the initial post-marketing safety surveillance for the recombinant zóster vaccine. *Vaccine.* 2020 Apr 16;38(18):3489–3500. PMID: 31818534.

218. ¿Puede la vacunación frente a herpes zóster desencadenar episodios de rechazo del injerto en los pacientes con TOS?

Se han realizado algunos estudios inmunizando a pacientes con distintos tipos de trasplantes con vacuna inactivada frente a herpes zóster. Esto fue estudiado en pacientes adultos tras ser trasplantados de riñón en los que no se observaron diferencias significativas en el cambio en la función del injerto o los episodios de rechazo del injerto comprobados por biopsia.

También ha sido estudiado en pacientes con trasplante de pulmón en los que no fueron observados mayor tasa de rechazos respecto de lo esperable en este tipo de pacientes y también en estudios que combinan pacientes con todos los tipos de trasplantes (hígado, pulmón, riñón y combinado) en los que no fueron observados fenómenos de rechazo en los tres meses siguientes tras recibir la vacuna.

Referencias

- Vink P, *et al.*; Z-041 Study Group. Immunogenicity and Safety of the Adjuvanted Recombinant Zóster Vaccine in Chronically Immunosuppressed Adults Following Renal Transplant: A Phase 3, Randomized Clinical Trial. *Clin Infect Dis.* 2020 Jan 2;70(2):181-190. doi: 10.1093/cid/ciz177. PMID: 30843046; PMCID: PMC6938982.
- Danziger-Isakov L, Kumar D; AST ID Community of Practice. Vaccination of solid organ transplant candidates and recipients: Guidelines from the American society of transplantation infectious diseases community of practice. *Clin Transplant.* 2019 Sep;33(9):e13563. doi: 10.1111/ctr.13563. Epub 2019 Jun 5. Erratum in: Clin Transplant. 2020 Mar;34(3):e13806. PMID: 31002409.
- Hirzel C, L'Huillier AG, Ferreira VH, Marinelli T, Ku T, Ierullo M, Miao C, Schmid DS, Juvet S, Humar A, Kumar D. Safety and immunogenicity of adjuvanted recombinant subunit herpes zóster vaccine in lung transplant recipients. *Am J Transplant.*

2021 Jun;21(6):2246-2253. doi: 10.1111/ajt.16534. Epub 2021 Mar 6. PMID: 33565711.

- L'Huillier AG, Hirzel C, Ferreira VH, Ierullo M, Ku T, Selzner N, Schiff J, Juvet S, Miao C, Schmid DS, Humar A, Kumar D. Evaluation of Recombinant Herpes Zóster Vaccine for Primary Immunization of Varicella-seronegative Transplant Recipients. Transplantation. 2021 Oct 1;105(10):2316-2323. doi: 10.1097/TP.0000000000003621. PMID: 33528118.

219. En nuestros pacientes inmunocomprometidos, es frecuente que tengamos que suspender pautas por distintos motivos (porque reciba un trasplante de órgano sólido, una terapia CAR-T o fármacos anti CD20 que aconsejen posponer segundas dosis buscando el momento de mayor inmunogenicidad). ¿Debemos reiniciar la pauta en el caso de que la segunda dosis de Shingrix® se retrase más de 6 meses después de la primera dosis?

Si han pasado más de 6 meses desde la primera dosis, no es necesario reiniciar la pauta de vacunación y la segunda dosis debe administrarse cuanto antes por el riesgo aumentado de nuestros pacientes.

La única excepción sería el caso del paciente en el que la segunda dosis queda suspendida por haber sido sometido a un trasplante de progenitores hematopoyético. En este caso, se debe vacunar de nuevo al paciente una vez pasado el periodo recomendado tras el trasplante. Esto es debido a la pérdida de la memoria inmunológica por la utilización de fármacos mielosupresores.

Referencia

- https://www.sanidad.gob.es/areas/promocionPrevencion/vacunaciones/programasDeVacunacion/docs/Herpes_Zoster_Preguntasyrespuestas.pdf
- Ficha técnica Shingrix polvo y suspensión para suspensión inyectable [Internet]. Disponible en: https://cima.aemps.es/cima/dochtml/ft/1181272001/FT_1181272001.html
- Grupo de trabajo de vacunación frente a herpes zóster de la Ponencia de Programa y Registro de Vacunaciones. Comisión de Salud Pública del Consejo Interterritorial del Sistema Nacional de Salud. Ministerio de Sanidad,

marzo de 2021. https://www.sanidad.gob.es/profesionales/saludPublica/prevPromocion/vacunaciones/programasDeVacunacion/docs/HerpesZóster_RecomendacionesVacunacion.pdf.

- UK Health Security Agency. Vaccination against shingles. Information for health care practitioners [Internet]. 2022. Disponible en: https://assets.publishing.service.gov.uk/government/uploads/system/uploads/attachment_data/file/1052155/Shingles-vaccination-HCP-guidance.pdf.

220. ¿Qué ocurre si por error la segunda dosis de la vacuna Shingrix® se administra antes de las cuatro semanas que marca el intervalo mínimo recomendado por el fabricante?

Si la segunda dosis de vacuna se administra antes del mes tras la primera dosis, puede que no se haya generado una adecuada protección, por lo que se recomienda la administración de otra dosis a partir de los 2 meses de la última dosis administrada. No obstante, en situaciones de inmunosupresión en las que interese una protección precoz el intervalo puede acortarse a un mes.

Referencias

- https://www.sanidad.gob.es/areas/promocionPrevencion/vacunaciones/programasDeVacunacion/docs/Herpes_Zoster_Preguntasyrespuestas.pdf
- Ficha técnica Shingrix polvo y suspensión para suspensión inyectable. Disponible en: https://cima.aemps.es/cima/dochtml/ft/1181272001/ft_1181272001.html
- Barranco Quintana JL, García Cenoz M, Moza Moríñigo H, Onieva García MA, Rodríguez García J, Román Ortiz C. Consenso de la SEMPSPGS sobre la vacunación frente a Herpes Zóster. *Rev Esp Med Prev Salud Pub*. 2022; 27(3):21-77. [Disponible en: https://www.sempspgs.es/files/portalcontenidos/140/documentos/consensoherpeszóster.pdf]

221. ¿Cómo se debe actuar si se administrara únicamente el diluyente de Shingrix®?

Por la posibilidad reactogénica del diluyente, se deberán esperar, al menos, 4 semanas desde la administración exclusiva del diluyente, para poder administrar la dosis completamente reconstituida.

Referencias

- Barranco Quintana JL, García Cenoz M, Moza Moríñigo H, Onieva García MA, Rodríguez García J, Román Ortiz C. Consenso de la SEMPSPGS sobre la vacunación frente a Herpes Zóster. *Rev Esp Med Prev Salud Pub*. 2022; 27(3):21-77. [Disponible en: https://www.sempspgs.es/files/portalcontenidos/140/documentos/consensoherpeszóster.pdf]

222. ¿Cómo se debe actuar si se ha administrado, a una embarazada, una dosis de Shingrix®?

A pesar de que no existe una contraindicación absoluta para la administración de esta vacuna en mujeres embarazadas, la ausencia de datos de seguridad hace no se recomiende, a pesar de ser una vacuna recombinante y sin posibilidad de replicación viral, y por tanto causar infección a la madre y/o al feto.

En el caso de que sea la primera dosis de la primovacunación, se recomienda esperar al término del embarazo para administrar la segunda.

Referencias

- Ficha técnica Shingrix polvo y suspensión para suspensión inyectable [internet]. Disponible en: https://cima.aemps.es/cima/dochtml/ft/1181272001/ft_1181272001.html
- Grupo de trabajo de vacunación frente a herpes zóster de la ponencia de programa y registro de vacunaciones. comisión de salud pública del consejo interterritorial del sistema nacional de salud. ministerio de sanidad, marzo de 2021. https://www.sanidad.gob.es/profesionales/saludpublica/prevpromocion/vacunaciones/programasdevacunacion/docs/herpeszóster_recomendacionesvacunacion.pdf.
- UK health security agency. vaccination against shingles. information for health care practitioners [internet]. 2022. Disponible en: https://assets.publishing.service.gov.uk/government/uploads/system/uploads/attachment_data/file/1052155/shingles-vaccination-hcp-guidance.pdf.

9.6 Vacunas frente al meningococo

223. Tengo un paciente con fístula de LCR que hace meningitis de repetición, es joven e inmunocompetente ¿debo vacunarle frente a meningococo? qué vacunas necesita?

En general, no es necesaria la vacunación frente a meningococo en este paciente. Las vacunas indicadas serían frente a neumococo, gripe y COVID-19.

Referencias

- Grupo de trabajo vacunación en población adulta y grupos de riesgo de la Ponencia de Programa y Registro de Vacunaciones. Vacunación en grupos de riesgo de todas las edades y en determinadas situaciones. Comisión de Salud Pública del Consejo Interterritorial del Sistema Nacional de Salud. Ministerio de Sanidad, Consumo y Bienestar Social, julio 2018.

224. ¿En qué caso necesitará la vacunación frente a meningococos?

Necesitaría las vacunas antimeningocócicas en el caso de que en alguno de los cuadros de meningitis se hubieran aislado meningococos o cocos gram negativos a la visión directa gram del LCR.

Referencias

Grupo de trabajo vacunación en población adulta y grupos de riesgo de la Ponencia de Programa y Registro de Vacunaciones. Vacunación en grupos de riesgo de todas las edades y en determinadas situaciones. Comisión de Salud Pública del Consejo Interterritorial del Sistema Nacional de Salud. Ministerio de Sanidad, Consumo y Bienestar Social, julio 2018.

225. ¿Deben las personas con un alto riesgo continuo de enfermedad meningocócica ACWY recibir dosis adicionales de la vacuna meningocócica ACWY más allá del refuerzo de los 5 años?

Sí, las personas deben recibir dosis de refuerzo adicionales (cada 5 años) si continúan teniendo un mayor riesgo de infección por meningococo ACWY. Se ha demostrado que los anticuerpos tras vacunación descienden hacia los 3-6 años en población adolescente y adulta. Además, la administración de una sola dosis de refuerzo en este periodo ha demostrado aumentos significativos de los niveles de anticuerpos para todos los serogrupos.

Referencias

- Mbaeyi SA, Bozio CH, Duffy J, *et al.* Meningococcal Vaccination: Recommendations of the Advisory Committee on Immunization Practices, United States, 2020. *MMWR Recomm Rep* 2020;69(No. RR-9):1–41.
- Public Health Agency of Canada. Meningococcal vaccine. En: Canadian Immunization Guide. [Disponible: https://www.canada.ca/en/public-health/services/publications/healthy-living/canadian-immunization-guide-part-4-active-vaccines/page-13-meningococcal-vaccine.html] [fecha de consulta: 21 de noviembre de 2025].
- Zambrano B, Peterson J, Deseda C, Julien K, Spiegel CA, Seyler C, Simon M, Hoki R, Anderson M, Brabec B, Áñez G, Shi J, Pan J, Hagenbach A, Von Barbier D, Varghese K, Jordanov E, Dhingra MS. Quadrivalent meningococcal tetanus toxoid-conjugate booster vaccination in adolescents and adults: phase III randomized study. *Pediatr Res.* 2023 Sep;94(3):1035-1043. doi: 10.1038/s41390-023-02478-5. Epub 2023 Mar 10. Erratum in: Pediatr Res. 2024;95:1159-.
- Robertson CA, Jacqmein J, Selmani A, Galarza K, Oster P. Immunogenicity and safety of a quadrivalent meningococcal conjugate vaccine (MenACYW-TT) administered as a booster to adults aged ≥59 years: A phase III randomized study. Hum Vaccin Immunother. 2023;19:2160600.

226. ¿Es necesario administrar dosis de refuerzo de la vacuna frente a meningococo B en pacientes que reciben inhibidores del complemento como eculizumab o ravulizumab, incluso si han completado primovacunación?

Sí, es necesario. Los pacientes que reciben inhibidores del complemento (como eculizumab o ravulizumab) presentan un riesgo marcadamente elevado de enfermedad meningocócica invasiva debido a la supresión funcional de la vía terminal del complemento, fundamental para la defensa frente a este patógeno.

Aunque hayan recibido la pauta completa de primovacunación vacuna frente a meningococo B, se recomienda la administración de dosis de refuerzo periódicas para mantener títulos protectores de anticuerpos. La duración de la protección inducida por la vacuna tiende a disminuir con el tiempo, especialmente en personas con inmunodepresión.

Actualmente se recomienda la administración de una dosis de recuerdo un año después de completar la vacunación y, posteriormente, cada 5 años.

Referencias

- Grupo de trabajo vacunación frente a enfermedad meningocócica invasiva por serogrupo B de la Ponencia de Programa y Registro de Vacunaciones. Recomendaciones de vacunación frente a enfermedad meningocócica invasiva por serogrupo B. Comisión de Salud Pública del Consejo Interterritorial del Sistema Nacional de Salud. Ministerio de Sanidad, noviembre 2022.

9.7 Vacunas frente al neumococo

227. ¿Por qué es especialmente importante la vacunación frente a neumococo en personas inmunocomprometidas?

Las personas inmunocomprometidas presentan un mayor riesgo de padecer infecciones por *Streptococcus pneumoniae*, como neumonía, meningitis o sepsis.

Además de una mayor incidencia, las infecciones neumocócicas en este grupo suelen tener una evolución más grave, mayor riesgo de complicaciones y tasas más altas de hospitalización y mortalidad. Por ello, la vacunación frente a neumococo constituye una medida preventiva prioritaria en este grupo.

La vacunación no solo reduce la probabilidad de enfermedad, sino que también contribuye a disminuir la carga de enfermedad respiratoria y a limitar el uso de antibióticos, lo cual es especialmente relevante en pacientes que pueden desarrollar infecciones recurrentes.

Referencias

- Ministerio de Sanidad - Áreas - Promoción de la salud y prevención - Vacunas y programas de vacunación - Enfermedad neumocócica invasiva - Áreas – Vacunas [Internet]. [fecha de consulta: 19 de abril de 2025]. Disponible en: Ministerio de Sanidad - Áreas - Promoción de la salud y prevención - Vacunas y programas de vacunación - Enfermedad neumocócica invasiva - Áreas - Vacunas
- Sociedad Española de Medicina Preventiva Salud Pública y Gestión Sanitaria. Consenso sobre vacunación frente a NEUMOCOCO en el adulto. Actualización octubre 2023.

- Grupo de trabajo vacunación en población adulta y grupos de riesgo de la Ponencia de Programa y Registro de Vacunaciones. Vacunación en grupos de riesgo de todas las edades y en determinadas situaciones. Comisión de Salud Pública del Consejo Interterritorial del Sistema Nacional de Salud. Ministerio de Sanidad, Consumo y Bienestar Social, julio 2018.

228. ¿Qué tipos de vacunas antineumocócicas existen y en qué se diferencian?

Las vacunas frente a *Streptococcus pneumoniae* están formuladas para proteger frente a diferentes serotipos del neumococo, que varían en frecuencia, virulencia y distribución geográfica. Cada vacuna contiene una selección específica de serotipos, por lo que la cobertura varía en función de la vacuna utilizada. Algunas vacunas comparten serotipos comunes, mientras que otras amplían la cobertura frente a cepas no incluidas previamente.

Actualmente existen dos tipos de vacunas antineumocócicas: vacunas conjugadas y vacunas polisacáridas, que se diferencian por su composición y el tipo de respuesta inmunológica que inducen (Tabla).

Vacunas conjugadas

Las vacunas conjugadas contienen polisacáridos capsulares unidos a una proteína transportadora, lo que permite generar una respuesta inmune mediante la estimulación de los linfocitos T. Esta respuesta es más eficaz, duradera y capaz de inducir memoria inmunológica, lo que mejora la protección a largo plazo y permite una mejor respuesta en personas inmunocomprometidas o con menor capacidad de respuesta.

Ventajas principales:

- Alta inmunogenicidad incluso en personas con inmunocompromiso.
- Inducen memoria inmunológica.
- Reducción de la colonización nasofaríngea, lo que contribuye a la protección de grupo.

Ejemplos:

- VNC13: incluye 13 serotipos.
- ▼ VNC15: incluye 15 serotipos.
- VNC20: incluye 20 serotipos.

Cuanto mayor es el número de serotipos, mayor es la cobertura frente a cepas circulantes.

Vacuna polisacárida

La vacuna polisacárida contiene polisacáridos capsulares purificados, sin proteína transportadora, y genera una respuesta inmune sin la activación de los linfocitos T por lo que no induce memoria inmunológica. Su eficacia puede ser limitada en personas inmunodeprimidas, adultos mayores o niños pequeños.

Ventajas principales:

- Amplia cobertura de serotipos (mayor que las vacunas conjugadas).
- Utilizada como refuerzo tras la vacunación con vacuna conjugada.

Ejemplo:

- VNP23: incluye 23 serotipos. Aunque tiene menor inmunogenicidad, ofrece cobertura frente a serotipos no incluidos en las vacunas conjugadas

Tabla

Características de las vacunas antineumocócicas

VACUNAS CONJUGADAS	VACUNA POLISACÁRIDA
Compuestas de polisacáridos capsulares unidos covalentemente a una proteína transportadora	Contiene los polisacáridos capsulares purificados, sin proteína transportadora
Eficaz desde las 6 semanas de edad	Poco inmunógena en menores de 2 años
Respuesta inmune T-dependiente: Memoria inmunológica (protección a largo plazo)	Respuesta inmune T-independiente: No estimula el desarrollo de la memoria inmunitaria (limitada protección a largo plazo)
Genera inmunidad en las mucosas: Reduce el estado de portador nasofaríngeo y previene la neumonía	No proporciona inmunidad en las mucosas: No evita estado de portador asintomático y su protección frente a neumonía es limitada
Vacunas VNC13, VNC15, VNC20: incluyen 13, 15 o 20 serotipos	Vacuna PPV23: incluye 23 serotipos

▼ Está sujeto a seguimiento adicional. Es prioritaria la notificación de sospechas de reacciones adversas asociadas a este medicamento

Referencias

- Ministerio de Sanidad - Áreas - Promoción de la salud y prevención - Vacunas y programas de vacunación - Enfermedad neumocócica invasiva - Áreas – Vacunas [Internet]. [fecha de consulta: 19 de abril de 2025]. Disponible en: Ministerio de Sanidad - Áreas - Promoción de la salud y prevención - Vacunas y programas de vacunación - Enfermedad neumocócica invasiva - Áreas - Vacunas
- Sociedad Española de Medicina Preventiva Salud Pública y Gestión Sanitaria. Consenso sobre vacunación frente a NEUMOCOCO en el adulto. Actualización octubre 2023.
- Grupo de trabajo vacunación en población adulta y grupos de riesgo de la Ponencia de Programa y Registro de Vacunaciones. Vacunación en grupos de riesgo de todas las edades y en determinadas situaciones. Comisión de Salud Pública del Consejo Interterritorial del Sistema Nacional de Salud. Ministerio de Sanidad, Consumo y Bienestar Social, julio 2018.

229. ¿Cuál es el esquema de vacunación recomendado frente a neumococo en personas inmunocomprometidas?

Actualmente, se recomienda la vacuna conjugada.

En caso de que la persona ya haya recibido previamente otras vacunas antineumocócicas, debe evaluarse el tipo y el momento de la administración para planificar una pauta adecuada.

Aunque en general se tiende a utilizar vacunas conjugadas que cubren un mayor número de serotipos, cada comunidad autónoma establece sus propias recomendaciones basándose en la situación epidemiológica y los recursos disponibles. Por ello, es fundamental consultar las actualizaciones periódicas de los calendarios vacunales y las guías oficiales.

Referencias

- Ministerio de Sanidad - Áreas - Promoción de la salud y prevención - Vacunas y programas de vacunación - Enfermedad neumocócica invasiva - Áreas – Vacunas [Internet]. [fecha de consulta: 19 de abril de 2025].

- Sociedad Española de Medicina Preventiva Salud Pública y Gestión Sanitaria. Consenso sobre vacunación frente a NEUMOCOCO en el adulto. Actualización octubre 2023.
- Grupo de trabajo vacunación en población adulta y grupos de riesgo de la Ponencia de Programa y Registro de Vacunaciones. Vacunación en grupos de riesgo de todas las edades y en determinadas situaciones. Comisión de Salud Pública del Consejo Interterritorial del Sistema Nacional de Salud. Ministerio de Sanidad, Consumo y Bienestar Social, julio 2018.

230. ¿Qué efectos secundarios pueden producir las vacunas frente al neumococo?

Las vacunas neumocócicas, tanto conjugadas como polisacáridas, son seguras y bien toleradas. Los efectos secundarios más comunes son leves y transitorios.

- Reacciones locales: Dolor, enrojecimiento o hinchazón en el lugar de la inyección. Suelen aparecer en las primeras 24-48 horas y remiten espontáneamente.
- Reacciones sistémicas leves: Fiebre, malestar general, dolor de cabeza, pérdida de apetito, somnolencia, irritabilidad, síntomas gastrointestinales (como diarrea y vómitos) y dolores musculares o articulares. Son menos frecuentes y también suelen ser autolimitadas.
- Reacciones alérgicas: Muy poco frecuentes. Como con cualquier vacuna, existe un riesgo extremadamente bajo de reacción anafiláctica, por lo que se recomienda un breve periodo de observación tras la administración.

En personas que han recibido previamente la vacuna polisacárida (VNP23), puede haber un aumento de las reacciones locales tras dosis posteriores, especialmente si se administra con intervalos cortos.

Referencias

- Ministerio de Sanidad - Áreas - Promoción de la salud y prevención - Vacunas y programas de vacunación - Enfermedad neumocócica invasiva - Áreas – Vacunas [Internet]. [fecha de consulta: 21 de noviembre de 2025]. Disponible en: https://www.sanidad.gob.es/areas/promocionPrevencion/vacunaciones/vacunas/ciudadanos/enfNeumococicaInvasiva.htm

231. ¿Cuál es el momento óptimo para vacunar a una persona inmunocomprometida?

El momento óptimo para vacunar frente a neumococo a una persona inmunocomprometida es antes de que se produzca la inmunosupresión, siempre que sea posible. Vacunar cuando el sistema inmunológico está en mejores condiciones garantiza una respuesta más robusta y una mayor eficacia vacunal.

Algunas consideraciones clave:

- En pacientes que van a recibir trasplantes, quimioterapia o tratamientos inmunosupresores intensos, se recomienda iniciar la vacunación al menos dos semanas antes del procedimiento o del inicio del tratamiento.
- Si la inmunosupresión ya está instaurada, la vacunación sigue siendo altamente recomendable, aunque la respuesta pueda ser menor. En estos casos, es preferible elegir momentos de estabilidad clínica o fases de menor intensidad inmunosupresora.
- En pacientes con inmunodepresión crónica no es necesario esperar, sino vacunar lo antes posible.

Referencias

- Ministerio de Sanidad - Áreas - Promoción de la salud y prevención - Vacunas y programas de vacunación - Enfermedad neumocócica invasiva - Áreas – Vacunas [Internet]. [fecha de consulta: 21 de noviembre de 2025]. Disponible en: https://www.sanidad.gob.es/areas/promocionPrevencion/vacunaciones/vacunas/ciudadanos/enfNeumococicaInvasiva.htm
- Sociedad Española de Medicina Preventiva Salud Pública y Gestión Sanitaria. Consenso sobre vacunación frente a NEUMOCOCO en el adulto. Actualización octubre 2023.
- Grupo de trabajo vacunación en población adulta y grupos de riesgo de la Ponencia de Programa y Registro de Vacunaciones. Vacunación en grupos de riesgo de todas las edades y en determinadas situaciones. Comisión de Salud Pública del Consejo Interterritorial del Sistema Nacional de Salud. Ministerio de Sanidad, Consumo y Bienestar Social, julio 2018.

232. ¿Qué consideraciones deben tenerse antes de administrar las vacunas antineumocócicas a nuestro paciente inmunodeprimido?

Antes de administrar la vacuna frente al neumococo a una persona inmunodeprimida, es importante valorar varios aspectos para asegurar la eficacia y seguridad de la vacunación:

- Momento óptimo de la vacunación.
- Tipo de inmunosupresión: No todos los tipos de inmunodepresión afectan igual a la respuesta vacunal. Se recomienda una planificación individualizada.
- Historial vacunal previo: Es fundamental revisar qué vacunas neumocócicas ha recibido el paciente y cuándo, para evitar revacunaciones innecesarias o definir la mejor pauta secuencial.
- Evitar la administración durante infecciones agudas graves o descompensaciones clínicas: Aunque las vacunas neumocócicas no están contraindicadas en la mayoría de los casos, es mejor postergarlas si hay fiebre alta u otra condición aguda importante.
- Compatibilidad con otros tratamientos: En general, las vacunas neumocócicas se pueden administrar junto con otras vacunas inactivadas. No obstante, si el paciente recibe inmunoglobulinas o ciertos tratamientos biológicos, podría ser necesario ajustar el momento de la vacunación.

Referencias

- Ministerio de Sanidad - Áreas - Promoción de la salud y prevención - Vacunas y programas de vacunación - Enfermedad neumocócica invasiva - Áreas – Vacunas [Internet]. [fecha de consulta: 21 de noviembre de 2025]. Disponible en: https://www.sanidad.gob.es/areas/promocionPrevencion/vacunaciones/vacunas/ciudadanos/enfNeumococicaInvasiva.htm
- Sociedad Española de Medicina Preventiva Salud Pública y Gastión Sanitaria. Consenso sobre vacunación frente a NEUMOCOCO en el adulto. Actualización Octubre 2023.
- Grupo de trabajo vacunación en población adulta y grupos de riesgo de la Ponencia de Programa y Registro de Vacunaciones. Vacunación en grupos de riesgo de todas las edades y en determinadas situaciones. Comisión de Salud Pública del Consejo Interterritorial del Sistema Nacional de Salud. Ministerio de Sanidad, Consumo y Bienestar Social, julio 2018.

233. Es frecuente que el paciente inmunodeprimido haya sido vacunado con anterioridad frente a neumococo. ¿Qué hacer si el paciente ya ha recibido previamente alguna vacuna frente a neumococo?

En estos casos, es importante consultar las recomendaciones vigentes de la comunidad autónoma, ya que las pautas pueden cambiar con frecuencia en función de la disponibilidad de nuevas vacunas y de la situación epidemiológica. La pauta dependerá del tipo de vacuna recibida, el tiempo transcurrido y el riesgo individual del paciente.

Como norma general se recomienda administrar las vacunas antineumocócicas conjugadas al menos al menos 12 meses tras VNP23 y al menos 6 meses tras VNC13.

Referencias

- Ministerio de Sanidad - Áreas - Promoción de la salud y prevención - Vacunas y programas de vacunación - Enfermedad neumocócica invasiva - Áreas – Vacunas [Internet]. [fecha de consulta: 19 de noviembre de 2025]. Disponible en: https://www.sanidad.gob.es/areas/promocionPrevencion/vacunaciones/vacunas/ciudadanos/enfNeumococicaInvasiva.htm
- Sociedad Española de Medicina Preventiva Salud Pública y Gestión Sanitaria. Consenso sobre vacunación frente a NEUMOCOCO en el adulto. Actualización octubre 2023.
- Grupo de trabajo vacunación en población adulta y grupos de riesgo de la Ponencia de Programa y Registro de Vacunaciones. Vacunación en grupos de riesgo de todas las edades y en determinadas situaciones. Comisión de Salud Pública del Consejo Interterritorial del Sistema Nacional de Salud. Ministerio de Sanidad, Consumo y Bienestar Social, julio 2018.
- Trial to Evaluate the Safety and Immunogenicity of a 20-Valent Pneumococcal Vaccine in Adults 65 Years of Age or Older With Prior Pneumococcal Vaccination. https://clinicaltrials.gov/ct2/show/NCT03835975
- Barranco Quintana JL, García Cenoz M, Moza Moríñigo H, Onieva García MA, Rodríguez García J, Román Ortiz C. Consenso de la SEMPSPGS sobre vacunación frente a NEUMOCOCO en el adulto. *Rev Esp Med Prev Salud Pub*. 2023.

234. Con frecuencia el paciente inmunodeprimido debe recibir varias vacunas en un plazo breve de tiempo. ¿Es segura la coadministración de la vacuna antineumocócica con otras vacunas en estos pacientes?

Sí, en general las vacunas neumocócicas se pueden administrar de forma simultánea con otras vacunas en adultos inmunodeprimidos preferiblemente en lugares anatómicos diferentes.

En la mayoría de los casos no solo es posible, sino recomendable aprovechar la ocasión para administrar varias vacunas necesarias en una misma visita, facilitando la adherencia y mejorando así la protección.

Referencias

- Ministerio de Sanidad - Áreas - Promoción de la salud y prevención - Vacunas y programas de vacunación - Enfermedad neumocócica invasiva - Áreas – Vacunas [Internet]. [fecha de consulta: 21 de noviembre de 2025]. Disponible en: https://www.sanidad.gob.es/areas/promocionPrevencion/vacunaciones/vacunas/ciudadanos/enfNeumococicaInvasiva.htm
- Sociedad Española de Medicina Preventiva Salud Pública y Gestión Sanitaria. Consenso sobre vacunación frente a NEUMOCOCO en el adulto. Actualización octubre 2023.
- Grupo de trabajo vacunación en población adulta y grupos de riesgo de la Ponencia de Programa y Registro de Vacunaciones. Vacunación en grupos de riesgo de todas las edades y en determinadas situaciones. Comisión de Salud Pública del Consejo Interterritorial del Sistema Nacional de Salud. Ministerio de Sanidad, Consumo y Bienestar Social, julio 2018.

235. ¿Cuándo se debe vacunar a los niños o adultos que van a someterse a un implante coclear?

La vacunación frente al neumococo debe realizarse preferentemente al menos dos semanas antes de la colocación del implante coclear. Esto se debe a que los implantes cocleares incrementan el riesgo de meningitis neumocócica, especialmente en los primeros meses tras la intervención. Por ello, se recomienda asegurar una inmunización adecuada antes del procedimiento quirúrgico. En caso de que no sea posible adelantar la vacunación, se debe completar lo antes posible tras la intervención.

Referencias

- Grupo de trabajo vacunación en población adulta y grupos de riesgo de la Ponencia de Programa y Registro de Vacunaciones. Vacunación en grupos de riesgo de todas las edades y en determinadas situaciones. Comisión de Salud Pública del Consejo Interterritorial del Sistema Nacional de Salud. Ministerio de Sanidad, Consumo y Bienestar Social, julio 2018

236. En general, la pauta frente a neumococo en el adulto que pertenece a un grupo de riesgo es una sola dosis de VNC20, ¿hay algún grupo de riesgo que deba recibir una pauta secuencial?

Sí. Los receptores de trasplante de progenitores hematopoyéticos (TPH) deben recibir cuatro dosis de la vacuna antineumocócica. Se recomienda una serie primaria de 3 dosis de VNC20 separadas entre sí por al menos 4 semanas, seguida de una dosis de refuerzo de VNC20 a partir de los 12 meses postrasplante, con un intervalo mínimo de 6 meses respecto de la tercera dosis. La primera dosis se recomienda que se administre de 3 a 6 meses después del TPH.

Referencias

- Ministerio de Sanidad - Áreas - Promoción de la salud y prevención - Vacunas y programas de vacunación - Enfermedad neumocócica invasiva - Áreas – Vacunas [Internet]. [fecha de consulta: 21 de noviembre de 2025]. Disponible en: https://www.sanidad.gob.es/areas/promocionPrevencion/vacunaciones/vacunas/ciudadanos/enfNeumococicaInvasiva.htm
- Centers for Disease Control and Prevention (CDC). Pneumococcal vaccine recommendations [Internet]. Atlanta (GA): CDC; [fecha de consulta: 11 de junio de 2025]. Disponible en: https://www.cdc.gov/vaccines/vpd/pneumo/hcp/recommendations.html
- Dirección General de Salud Pública y Ordenación Farmacéutica. Programa de vacunación frente a neumococo en Andalucía, 2024. Instrucción DGSPyOF - 7/2024, 11 de junio de 2024 [Internet]. Sevilla: Junta de Andalucía; 2024 [fecha de consulta: 11 Jun 2025]. Disponible en: https://www.andavac.es/wp-content/uploads/instrucciones/Instruccion_Vacunacion_Neumococo_Andalucia.pdf

9.8 Vacunas frente al virus de la hepatitis A

237. ¿Qué es la hepatitis A?

Es la inflamación del hígado causada por el virus de la hepatitis A. Los síntomas más frecuentes son malestar, náuseas, dolor abdominal y posteriormente ictericia (coloración amarillenta de la piel), heces blanquecinas y orina oscura. En los niños más pequeños (menores de 6 años) la infección con frecuencia pasa desapercibida y sin ictericia en el 90% de los casos, siendo, sin embargo, fuente de contagio para otros.

La enfermedad no tiene tratamiento, aunque suele ser autolimitada, y solo en raros casos se puede producir una complicación grave como la hepatitis fulminante (0,4 % de todos los casos).

Se transmite por vía fecal-oral, a través del contacto directo con personas infectadas.

El mayor riesgo lo tienen los contactos domiciliarios de enfermos y también por contacto en guarderías, colegios, campamentos, etc. Es posible también la transmisión indirecta a través del agua o de alimentos contaminados, como mariscos frescos, frutas y verduras. Existen otros modos de transmisión menos frecuentes, como a través de transfusiones de sangre o hemoderivados, uso compartido de jeringuillas o determinadas prácticas sexuales. Es muy importante tener esto presente cuando se viaja a países donde la HA es endémica. Se previene mediante el saneamiento correcto del agua, el lavado de alimentos vegetales frescos y de las manos, y a través de la vacunación.

Referencias

- Ministerio de Sanidad. Recomendaciones de vacunación frente a hepatitis A en grupos de riesgo. Ponencia de Programa y Registro de Vacunaciones. Madrid: Ministerio de Sanidad; 2017 [fecha de consulta: 15 de mayo de 2025]. Disponible en: https://www.sanidad.gob.es/areas/promocionPrevencion/vacunaciones/programasDeVacunacion/docs/Recomend_HepatitisA.pdf

238. ¿Qué recomendaciones existen de inmunización frente a la hepatitis A?

Se recomienda la vacunación en los siguientes casos:

- Niños que residen en instituciones cerradas (centros de acogida, internados, etc.).
- Contactos domiciliarios de enfermos y también en caso de brotes de hepatitis A.
- Pacientes con alguna enfermedad o situación que aumente el riesgo de desarrollar hepatitis fulminante: hepatitis B o C, o enfermedad hepática crónica de cualquier causa, o tratamiento con medicamentos hepatotóxicos.
- Pacientes receptores de productos derivados de la sangre, como los que emplean los que padecen hemofilia, etc.
- Se consideran grupos de riesgo:

a) Personas con hepatopatía crónica, ya que si bien esta patología no incrementa el riesgo de infección, tienen un mayor riesgo de presentar una hepatitis fulminante.

b) Personas que han recibido o están esperando recibir un trasplante hepático.

c) Personas con conductas sexuales de riesgo: hombres que tienen sexo con hombres con múltiples parejas y profesionales del sexo.

d) Personas que se inyectan drogas (PID).

e) Personas con riesgo ocupacional: personas que trabajan con primates no humanos y aquellas que trabajan en el laboratorio con el virus de la hepatitis A.

f) Viajeros que se desplazan a zonas de alta o moderada endemicidad de hepatitis A. Se debe considerar especialmente a los niños nacidos en España hijos de padres originarios de países de alta endemicidad. Se tendrá en cuenta, además de la edad, el lugar concreto del viaje y si las condiciones higiénico-sanitarias son deficientes, fuera de los circuitos turísticos habituales. Para que sea efectiva se debe administrar la vacuna al menos dos semanas antes del viaje.

Referencias

- Ministerio de Sanidad. Recomendaciones de vacunación frente a hepatitis A en grupos de riesgo. Ponencia de Programa y Registro de Vacunaciones. Madrid: Ministerio de Sanidad; 2017 [fecha de consulta: 15 de mayo de 2025]. Disponible en: https://www.sanidad.gob.es/areas/promocionPrevencion/vacunaciones/programasDeVacunacion/docs/Recomend_HepatitisA.pdf

239. ¿Qué vacunas están comercializadas en nuestro país frente a la hepatitis A?

Vacunas comercializadas actualmente en España frente a hepatitis A: composición, presentación, volumen y edad de administración

NOMBRE COMERCIAL	COMPOSICIÓN	PRESENTACIÓN	VOLUMEN y EDAD ADMIN.	
AVAXIM SANOFI PASTEUR EUROPE	Una dosis de 0,5 mililitros contiene: Virus de la hepatitis A de la cepa GBM (inactivados)[1,2] 160 U[3] 1 Producidos en células diploides humanas (MRC-5) 2 Adsorbidos en hidróxido de aluminio, hidratado (0,3 miligramos de Al) 3 En ausencia de una referencia estandarizada internacional, el contenido de antígeno se expresa utilizando una referencia interna.	Suspensión inyectable en jeringa precargada.	0,5 ml	≥16 años
HAVRIX 720 GSK	Una dosis (0,5 ml) de Havrix 720 contiene: Virus de la hepatitis A (inactivados)[1,2] 720 Unidades ELISA 1 Producidos en células diploides humanas (MRC-5) 2 Adsorbidos en hidróxido de aluminio hidratado Total: 0,25 mg Al3+	Suspensión inyectable en jeringa precargada.	0,5 ml	>1 a – 18 a
HAVRIX 1440 GSK	Una dosis (1,0 ml) de Havrix 1440 contiene: Virus de la hepatitis A (inactivados)[1,2] 1440 Unidades ELISA 1 Producidos en células diploides humanas (MRC-5) 2 Adsorbidos en hidróxido de aluminio hidratado Total: 0,50 mg Al3+	Suspensión inyectable en jeringa precargada.	1 ml	≥19 años
VAQTA 25 MSD	Una dosis (0,5 ml) contiene: Virus de la Hepatitis A (cepa CR 326F) (inactivados)[1,2], 25 U[3] 1 Producidos en fibroblastos (MRC-5) diploides humanos. 2 Adsorbidos en sulfato hidroxifosfato de aluminio amorfo (0,225 mg de Al3+). 3 Unidades medidas de acuerdo al método interno del fabricante – Merck Sharp & Dohme Corp.	Suspensión inyectable en jeringa precargada	0,5 ml	12 m – 17 a

VAQTA 50 MSD	Una dosis (1 ml) contiene: Virus de la Hepatitis A (cepa CR 326F) (inactivados)[1,2], 50 U[3] 1 Producidos en fibroblastos (MRC-5) diploides humanos. 2 Adsorbidos en sulfato hidroxifosfato de aluminio amorfo (0,45 mg de Al3+). 3 Unidades medidas de acuerdo con el método interno del fabricante – Merck Sharp & Dohme Corp.	Suspensión inyectable en jeringa precargada	1 ml	≥18 años
TWINRIX PEDIÁTRICO GSK	1 dosis (0,5 ml) contiene: Virus de la hepatitis A (inactivados) [1,2] 360 Unidades ELISA Antígeno de superficie de hepatitis B [3,4] 10 microgramos 1 Producidos en células diploides humanas (MRC-5) 2 Adsorbidos en hidróxido hidratado de aluminio 0,025 miligramos Al3+ 3Producido por tecnología de ADN recombinante en células de levadura (Saccharomyces cerevisiae) 4 Adsorbidos en fosfato de aluminio 0,2 miligramos Al3+	Suspensión inyectable en jeringa precargada	0,5 ml	>1-15 años
TWINRIX ADULTO GSK	1 dosis (1 ml) contiene: Virus de la hepatitis A (inactivados)[1,2] 720 Unidades ELISA Antígeno de superficie de la Hepatitis B[3,4] 20 microgramos 1 Producidos en células diploides humanas (MRC-5) 2 Adsorbidos en hidróxido hidratado de aluminio 0,05 miligramos Al3+ 3 Producidos por tecnología de ADN recombinante en células de levadura (Saccharomyces cerevisiae) 4 Adsorbidos en fosfato de aluminio 0,4 miligramos Al3+	Suspensión inyectable en jeringa precargada	1 ml	≥16 años

Referencias

- Agencia Española de Medicamentos y Productos Sanitarios. Ficha técnica Havrix 720 Junior, suspensión inyectable en jeringa precargada. Madrid: AEMPS; [fecha de consulta: 21 de noviembre de 2025]. Disponible en: https://cima.aemps.es/cima/dochtml/ft/61396/FichaTecnica_61396.html

- Agencia Española de Medicamentos y Productos Sanitarios. Ficha técnica Havrix 1440 Adulto, suspensión inyectable en jeringa precargada. Madrid: AEMPS; [fecha de consulta: 21 de noviembre de 2025]. Disponible en: https://cima.aemps.es/cima/dochtml/ft/61250/FichaTecnica_61250.html
- Agencia Española de Medicamentos y Productos Sanitarios. Ficha técnica Vaqta 25 unidades/0,5 ml suspensión inyectable. Madrid: AEMPS; [fecha de consulta: 21 de noviembre de 2025]. Disponible en: https://cima.aemps.es/cima/dochtml/ft/61603/FichaTecnica_61603.html
- Agencia Española de Medicamentos y Productos Sanitarios. Ficha técnica Vaqta 50 unidades/1 ml suspensión inyectable. Madrid: AEMPS; [fecha de consulta: 21 de noviembre de 2025]. Disponible en: https://cima.aemps.es/cima/dochtml/ft/61601/FT_61601.html
- Agencia Española de Medicamentos y Productos Sanitarios. Ficha técnica Twinrix Pediátrico, suspensión inyectable en jeringa precargada. Madrid: AEMPS; [fecha de consulta: 21 de noviembre de 2025]. Disponible en: https://cima.aemps.es/cima/dochtml/ft/97029001/FT_97029001.html
- Agencia Española de Medicamentos y Productos Sanitarios. Ficha técnica Twinrix Adultos, suspensión inyectable en jeringa precargada. Madrid: AEMPS; [fecha de consulta: 21 de noviembre de 2025]. Disponible en: https://cima.aemps.es/cima/dochtml/ft/96020007/FT_96020007.html
- Ministerio de Sanidad. Recomendaciones de vacunación frente a hepatitis A en grupos de riesgo. Ponencia de Programa y Registro de Vacunaciones. Madrid: Ministerio de Sanidad; 2017 [fecha de consulta: 21 de noviembre de 2025]. Disponible en: https://www.sanidad.gob.es/areas/promocionPrevencion/vacunaciones/programasDeVacunacion/docs/Recomend_HepatitisA.pdf

240. ¿Hasta qué edad se debe utilizar la vacuna de hepatitis A Havrix 720?

Por ficha técnica Havrix está indicado para la inmunización activa frente a la infección por el virus de la hepatitis A (VHA) en niños, adolescentes y adultos.

- Havrix 720 Junior: personas de 1 a 15 años de edad inclusive. También se puede utilizar en adolescentes de hasta 18 años de edad inclusive.

- Havrix 1440 Adulto: personas a partir de 16 años de edad.

Referencia

- Agencia Española de Medicamentos y Productos Sanitarios. Ficha técnica Havrix 720 Junior, suspensión inyectable en jeringa precargada. Madrid: AEMPS; [fecha de consulta: 21 de noviembre de 2025]. Disponible en: https://cima.aemps.es/cima/dochtml/ft/61396/FichaTecnica_61396.html
- Agencia Española de Medicamentos y Productos Sanitarios. Ficha técnica Havrix 1440 Adulto, suspensión inyectable en jeringa precargada. Madrid: AEMPS; [fecha de consulta: 21 de noviembre de 2025]. Disponible en: https://cima.aemps.es/cima/dochtml/ft/61250/FichaTecnica_61250.html

241. ¿Son Havrix y Vaqta vacunas equivalentes? ¿Puede administrarse indistintamente?

Sí, estas vacunas son intercambiables ya que son vacunas monovalentes frente VHA por lo que se puede comenzar la pauta con una de ellas y finalizar con la otra, siempre respetando las dosis en función de la edad como marca la ficha técnica.

Referencias

- Jean Henrik Braconier, Solveig Wennerholm, S.Ragnar Norrby, Comparative immunogenicity and tolerance of Vaqta™ and Havrix™, Vaccine, Volume 17, Issue 17, 1999, Pages 2181-2184, ISSN 0264-410X, https://doi.org/10.1016/S0264-410X(98)00352-1.

9.9 Vacunas frente al virus de la hepatitis B

242. Ha caído el título de anticuerpos frente VHB AcHBs desde la última analítica de hace 2 años. ¿Tenemos que revacunar?

No, no sería necesario revacunar o administrar una dosis de recuerdo, salvo que se trate de un paciente sometido a hemodiálisis o de una persona inmunocomprometida que tenga un alto riesgo de infección.

Referencias

- The pink book Centers for Disease Control and Prevention. Epidemiology and Prevention of Vaccine-Preventable Diseases. Penina Haber, Sarah Schillie (eds.) [Internet]. Chapter 10. Hepatitis B. 14th ed. Washington DC: Public Health Foundation, 2021. Update August 2021 [fecha de consulta: 23 de abril de 2025]. Disponible en: https://www.cdc.gov/pinkbook/hcp/table-of-contents/chapter-10-hepatitis-b.html

243. Debo pedir serologías de hepatitis B a pacientes no inmunocomprometidos

No, no se deben pedir serologías a pacientes no inmunocomprometidos.

Referencias

- Jack AD, Hall AJ, Maine N, Mendy M, Whittle HC. What level of hepatitis B antibody is protective? *J Infect Dis 1999*; 179:489–92.
- Leuridan E, Van Damme P. Hepatitis B and the need for a booster dose. *Clin Infect Dis* 2011; 53:68–75.

244. ¿Son Fendrix y Engerix-B la misma vacuna? ¿Son intercambiables?

La vacuna Fendrix es una vacuna adyuvada mientras que Engerix B no. En general estas vacunas no son intercambiables según el fabricante y presentan pautas diferentes por lo que debemos completar la pauta recomendada en ficha técnica con el mismo preparado vacunal con el que la iniciamos.

Referencias

- Ficha técnica ENGERIX B [Disponible en: https://cima.aemps.es/cima/dochtml/ft/60653/FT_60653.html]
- Ficha técnica FENDRIX [Disponible en: https://cima.aemps.es/cima/dochtml/ft/04299001/FT_04299001.html]

245. Con frecuencia, tenemos pacientes que van a recibir inmunosupresores en un plazo breve de tiempo, bien por reciente diagnóstico de su enfermedad, bien por exacerbación de esta. ¿Qué pautas serían las recomendadas en estos casos para proteger frente a la hepatitis B?

Con la vacuna estándar, tenemos la posibilidad de utilizar pautas aceleradas consistentes en la administración de las tres primeras dosis de vacuna separadas por un mes. Con esta pauta rápida conseguimos inmunizar a la mayoría de los pacientes a los 3 meses de iniciar la vacunación frente a los 6 meses que tardamos con la pauta estándar. Sin embargo esta pauta requiere una dosis de recuerdo a partir de los 12 meses para asegurar inmunidad a largo plazo ya que las concentraciones de anticuerpos después de la tercera dosis son algo menores que las obtenidas después de la pauta de 0, 1 y 6 meses.

Existe además una pauta que se puede utilizar exclusivamente con la vacuna Engerix B que consiste en tres dosis los días 0-7 y 21 junto a un recuerdo a partir de los 12 meses. Sin embargo esta pauta solo es aplicable a pacientes de 18 años o más y globalmente es algo menos inmunógena que las otras pautas con la misma vacuna.

Referencias

- Ficha técnica Engerix B [Disponible en: https://cima.aemps.es/cima/dochtml/ft/60653/FT_60653.html]
- Ficha técnica HBVaxPro 10 [Disponible en: https://cima.aemps.es/cima/dochtml/ft/01183028/FT_01183028.html]

9.10 Vacunas frente al virus del papiloma humano

246. ¿Se debe recomendar la vacuna del VPH a una mujer inmunocomprometida de 26 años de edad o menor, que presente o vaya a presentar un inmunocompromiso y no haya sido inmunizada frente a VPH?

Tanto la ACOG como la CDC recomiendan la vacunación hasta los 26 años de edad de las mujeres inmunocomprometidas que no se hayan vacunado previamente o que no hayan completado la pauta.

En personas no vacunadas con inmunosupresión pertenecientes a los siguientes grupos de riesgo, y hasta los 45 años (incluidos), se recomienda siempre una pauta de 3 dosis (0, 1-2 y 6 meses), independientemente de la edad de comienzo de la vacunación, incluyendo:

- Síndrome WHIM (IDP): vacuna que cubra tipos 6 y 11.
- Infección por VIH.
- Trasplante de órgano sólido o de progenitores hematopoyéticos (independientemente del estado de vacunación previo en TPH).

Si ha recibido pauta con una o dos dosis con anterioridad, completar vacunación hasta 3 dosis. - Mujeres, independientemente de la edad, que hayan recibido cualquier tratamiento por lesión intraepitelial de alto grado en cérvix (CIN2+). Pauta de 3 dosis (0, 1-2 y 6 meses). La vacunación se realizará preferentemente antes del tratamiento de la lesión o, si no es posible, cuanto antes después de finalizar el tratamiento.

En cualquiera de las recomendaciones anteriores se aplicará una pauta de 3 dosis si coexiste una situación de inmunosupresión.

Referencias

- https://www.sanidad.gob.es/areas/promocionPrevencion/vacunaciones/comoTrabajamos/docs/VPH_recomendaciones_vacunacion_estrategia-1dosis.pdf
- Human papillomavirus vaccination. ACOG Committee Opinion No. 809. American College of Obstetricians and Gynecologists. Obstet Gynecol 2020;136:e15–21. Disponible en: https://www.acog.org/-/media/project/acog/acogorg/clinical/files/committee-opinion/articles/2020/08/human-papillomavirus-vaccination.pdf?rev=3dc76586880642ae9bdfcda64b302dc3&hash=E83CDFCB8B025ADE34E830F3F9AED649
- Markowitz LE, Dunner EF, Soraiya M, Chesson HW, Curtis CR, Gee J, Bocchini JA, Unger ER. 2014 Human Papillomavirus Vaccionation: Recommendations of the Advisory Committe on Immunization Practices (ACIP). 2014;63(RR05);1-30. Disponible en: https://www.cdc.gov/mmwr/preview/mmwrhtml/rr6305a1.htm

247. ¿Si una persona está contagiada del virus del papiloma humano, se debe vacunar contra el virus del papiloma?

Sí, la vacuna no elimina el tipo del virus que ya se haya contraído, pero protege frente a la infección por otros subtipos de virus del papiloma.

Referencias

- Cutts FT, Franceschi S, Goldie S, Castellsague X, de Sanjose S, Garnett G, Edmunds WJ, Claeys P, Goldenthal KL, Harper D M, Markowitz L. Human papillomavirus and HPV vaccines: a review. Bull World Health Organ. 2007 Sep;85(9):719-26. doi: 10.2471/blt.06.038414. PMID: 18026629; PMCID: PMC2636411.
- Vajdic CM, van Leeuwen MT, Jin F, Prestage G, Medley G, Hillman RJ, Stevens MP, Botes LP, Zablotska I, Tabrizi SN, Grulich AE. Anal human papillomavirus genotype diversity and co-infection in a community-based sample of homosexual men. Sex Transm Infect. 2009 Sep;85(5):330-5. doi: 10.1136/sti.2008.034744. Epub 2009 Apr 1. PMID: 19342375.
- Kechagias K S, Kalliala I, Bowden S J, Athanasiou A, Paraskevaidi M, Paraskevaidis E *et al.* Role of human papillomavirus (HPV) vaccination on HPV infection and recurrence of HPV related disease after local surgical treatment: systematic review and meta-analysis BMJ 2022; 378 :e070135 doi:10.1136/bmj-2022-070135

248. ¿Un hombre inmunocomprometido debe vacunarse contra el papiloma humano?

Sí, los pacientes inmunocomprometidos tienen un mayor riesgo de padecer cáncer anogenital y oral asociado con el virus del papiloma humano (VPH).

La edad límite hasta la que la vacuna está indicada en las personas con alto nivel de imnunosupresión es hasta los 26 años, excepto en el caso de trasplante de progenitores hematopoyéticos, trasplante de órgano sólido, Síndrome de WHIM, personas VIH+ y Hombres que tengan sexo con hombres. En españa la financición para varones inmunocomprometidops incluye trasplante de progenitores hematopoyéticos, trasplante de órgano sólido, Síndrome de WHIM y personas VIH+

Referencias

- Palefsky JM, Gillison ML, Strickler HD. Chapter 16: HPV vaccines in immunocompromised women and men. *Vaccine.* 2006 Aug 31;24 Suppl 3:S3/140-6. doi: 10.1016/j.vaccine.2006.05.120. Epub 2006 Jun 23. PMID: 16950001.
- Rubin LG, Levin MJ, Ljungman P, Davies EG, Avery R, Tomblyn M, et al. 2013 IDSA clinical practice guideline for vaccination of the immunocompromised host. Clinical infectious diseases: an official publication of the Infectious Diseases Society of America. 2014;58(3):309-18.
- Grupo de trabajo de Recomendaciones de Vacunación frente a VPH de la Ponencia de Programa y Registro de Vacunaciones. Actualización de las recomendaciones de vacunación frente a VPH. Revisión de la estrategia de una dosis. Comisión de Salud Pública del Consejo Interterritorial del Sistema Nacional de Salud. Ministerio de Sanidad, julio 2024

249. ¿El paciente inmunocomprometido puede contraer la infección por VPH con la vacunación?

No, no se puede contraer la infección con la vacunación de VPH puesto que la vacuna está elaborada mediante tecnología recombinante a partir de partículas compuestas por proteínas L1 de los tipos de Virus que pueden producir la infección.

Referencias

- The Green Book. Immunisation against infectious disease. Human papillomavirus (HPV): the green book, chapter 18a (Last updated 2022).. Public Health England. Department of Health, Social Services and Public Safety. UK. Disponible en: https://www.gov.uk/government/publications/human-papillomavirus-hpv-the-green-book-chapter-18a

250. ¿La vacuna del VPH puede afectar la fertilidad en los pacientes inmunocomprometidos?

No, no produce problemas de fertilidad, al contrario puede ayudar a protegerla.

Referencias

- Ciavattini A, Marconi C, Giannella L, Delli Carpini G, Sopracordevole F, Di Giuseppe J. The Impact of 9-Valent HPV Vaccination on Couple Infertility Prevention: A Comprehensive Review. *Front Med* (Lausanne). 2021 Aug 17;8:700792. doi: 10.3389/fmed.2021.700792. PMID: 34485336; PMCID: PMC8415838.

- Schmuhl NB, Mooney KE, Zhang X, Cooney LG, Conway JH, LoConte NK. No association between HPV vaccination and infertility in U.S. females 18-33 years old. *Vaccine*. 2020 May 19;38(24):4038-4043. doi: 10.1016/j.vaccine.2020.03.035. Epub 2020 Apr 3. PMID: 32253100; PMCID: PMC7255493.

251. Si no se ha recibido la vacuna frente al VPH a los 12 años, ¿es posible vacunarse después aún estando inmunocomprometido?

Sí, Se recomienda la vacunación de personas hasta los 18 años que no han sido vacunadas, ya que el beneficio entre los adolescentes es importante.

Referencias

- Arbyn M, Xu L, Simoens C, Martin-Hirsch PP. Prophylactic vaccination against human papillomaviruses to prevent cervical cancer and its precursors. Cochrane Database Syst Rev. 2018 May 9;5(5):CD009069. doi: 10.1002/14651858.CD009069.pub3. PMID: 29740819; PMCID: PMC6494566.

252. ¿Se puede administrar la vacuna frente al VPH junto con otras vacunas en inmunocomprometidos?

Se puede Vacunar a de VPH en conjunto con otras vacunas como DTpa, hepatitis B vaccine, MenACWY, COVID-19, hepatitis AB en las cuales se ha demostrado que no hay una respuesta inmunitaria inferior.

Referencias

- https://immunisationhandbook.health.gov.au/contents/vaccine-preventable-diseases/human-papillomavirus-hpv

- https://www.cdc.gov/vaccines/vpd/hpv/hcp/index.html

- Alinea S. Noronha, Lauri E. Markowitz, Eileen F. Dunne. Systematic review of human papillomavirus vaccine coadministration, Vaccine, Volume 32, Issue 23, 2014, Pages 2670-2674, ISSN 0264-410X, https://doi.org/10.1016/j.vaccine.2013.12.037.

253. ¿Se utiliza la misma pauta de vacunación frente a VPH del paciente inmunocomprometido que en población general?

No. En el caso de los pacientes inmunocomprometidos no se aceptan las pautas de una o dos dosis exclusivamente según la edad de vacunación como ocurre con el paciente con el sistema inmunológico no comprometido. En estos casos, en las personas no vacunadas con inmunosupresión se recomienda siempre una pauta de 3 dosis (0, 1-2 y 6 meses), independientemente de la edad de comienzo de la vacunación. En el caso de que el paciente hubiera recibido con anterioridad una o dos dosis, se debe completar vacunación hasta 3 dosis.

Referencias

- Grupo de trabajo de Recomendaciones de Vacunación frente a VPH de la Ponencia de Programa y Registro de Vacunaciones. Actualización de las recomendaciones de vacunación frente a VPH. Revisión de la estrategia de una dosis. Comisión de Salud Pública del Consejo Interterritorial del Sistema Nacional de Salud. Ministerio de Sanidad, julio 2024

9.11 *Vacunas frente al virus de la polio*

254. ¿Cuáles son las principales características de la enfermedad causada por el virus de la poliomielitis?

La poliomielitis es una infección aguda causada por un virus que puede manifestarse como parálisis flácida, aunque en muchos casos no presenta síntomas o se manifiesta con signos clínicos leves. No existe un tratamiento específico para esta enfermedad, por lo que la vacunación representa la principal estrategia de prevención y control.

El virus responsable es el poliovirus, un ARN virus perteneciente a la familia Picornaviridae, género Enterovirus, especie Enterovirus C. Existen tres serotipos: 1, 2 y 3. El serotipo 1 es el más frecuentemente implicado en brotes epidémicos, mientras que el tipo 2 ha sido el principal causante de casos asociados a la vacuna. Desde 1999 no se han identificado poliovirus salvajes tipo 2 en circulación, lo que llevó a la OMS a excluirlo de las vacunas orales atenuadas en 2016. Los serotipos 2 y 3 han sido considerados erradicados por la OMS en los años 2015 y 2019, respectivamente.

El ser humano es el único reservorio del virus, y la transmisión ocurre principalmente por vía fecal-oral. Tras la entrada al organismo, el virus se multiplica en la faringe y el intestino, accede al torrente sanguíneo y puede alcanzar el sistema nervioso central, donde afecta a las motoneuronas. El virus puede ser excretado durante varias semanas: se detecta en secreciones faríngeas desde las primeras 36 horas hasta una o dos semanas, y en las heces desde las 72 horas posteriores a la exposición hasta cinco semanas o más.

El periodo de incubación varía según la forma clínica: entre 3 y 6 días en casos no paralíticos, y de 6 a 20 días en los casos con parálisis, aunque puede oscilar entre 3 y 35 días.

Referencias

- Departamento de Salud del Gobierno Vasco. Manual de vacunaciones de Euskadi. Capítulo 4.4: Poliomielitis. Vitoria-Gasteiz: Gobierno Vasco; 2024. p. 139–144 [fecha de consulta: 15 de mayo de 2025]. Disponible en: https://www.euskadi.eus/contenidos/informacion/manual_vacunaciones/es_def/adjuntos/MANUAL-VACUNACIONES-2024-139-144.pdf
- Organización Mundial de la Salud. Poliomyelitis. Geneva: WHO; [fecha de consulta: 15 de mayo de 2025]. Disponible en: https://www.who.int/news-room/fact-sheets/detail/poliomyelitis

255. ¿Cuáles son las vacunas disponibles antipoliomielitis?

En nuestro medio, la vacuna disponible es la poliomielitis inactivada (VPI) que contiene los tres tipos de poliovirus. En general, forma parte de las vacunas combinadas o hexavalentes (difteria, tétanos, tosferina, *Haemophilus influenzae* tipo B y hepatitis B) y de las tetravalentes (difteria, tétanos, tosferina acelular y polio).

ANTÍGENOS	NOMBRE COMERCIAL	LABORATORIO
Poliomielitis VPI	Imovax-polio	Sanofi Pasteur
dTpa-VPI[1]	Boostrix-Polio	GSK
DTPa-VPI-VHB-Hib[2]	Infanrix-hexa	GSK
DTPa-VPI-VHB-Hib	Hexyon	Sanofi Pasteur
DTPa-VPI-VHB-Hib	Vaxelis	Merck Sharp & Dohme MSD
DTPa-VPI[3]	Infanrix-IPV[4]	GSK
DTPa-VPI[3]	Tetraxim[4]	Sanofi Pasteur

[1] Según FT a partir de los 3 años de edad.
[2] Requiere reconstitución antes de ser administrada.
[3] Indicada dosis de refuerzo a los 6 años de edad en la población infantil que han recibido pauta 2+1
[4] Según FT Infanrix-IPV es para niños de 16 meses a 13 años (ambos incluidos). Según FT Tetraxim esta indicado a partir de los 2 meses de edad

Referencias

- Agencia Española de Medicamentos y Productos Sanitarios. Vacunas de uso humano autorizadas en España, combinadas, bacterianas y víricas. Madrid: AEMPS; 2024 [fecha de consulta: 15 de mayo de 2025]. Disponible en: https://www.aemps.gob.es/medicamentos-de-uso-humano/medicamentos-biologicos/vacunas/comb_bactsvirs/

9.12 Vacunas frente a triple vírica y varicela

256. Si una persona sana tiene rubéola negativa posterior al embarazo, pero tiene registrada una o dos dosis de vacuna triple vírica en el calendario vacunal, ¿necesita revacunación?

No, en este caso no necesita más dosis frente esta vacuna.

Referencias

- Grupo de trabajo vacunación en población adulta y grupos de riesgo de la Ponencia de Programa y Registro de Vacunaciones. Vacunación en población adulta. Comisión de Salud Pública del Consejo Interterritorial del Sistema Nacional de Salud. Ministerio de Sanidad, Consumo y Bienestar Social, septiembre 2018.

257. Con frecuencia nuestro paciente inmunocomprometido no está protegido frente a varicela o el sarampión, sin embargo o está recibiendo inmunosupresores o los va a recibir en un corto plazo de tiempo, por lo que no podemos inmunizar frente a estas enfermedades. ¿Cómo actuamos en este caso respecto a la protección de nuestro paciente a varicela o sarampión?

En el caso de no poder inmunizar frente a estas enfermedades a un paciente inmunocomprometido que es susceptible, debemos informar al paciente y registrarlo en su historia clínica ya que será susceptible de recibir profilaxis pasiva con gammaglobulinas en caso de exposición conocida al virus.

Además desarrollaremos la estrategia del nido (*cocooning*) que consiste en asegurarnos de que sus contactos estrechos (familiares, convivientes, etc.) están protegidos frente a estas enfermedades.

Referencias

- Grupo de trabajo vacunación en población adulta y grupos de riesgo de la Ponencia de Programa y Registro de Vacunaciones. Vacunación en grupos de riesgo de todas las edades y en determinadas situaciones. Comisión de Salud Pública del Consejo Interterritorial del Sistema Nacional de Salud. Ministerio de Sanidad, Consumo y Bienestar Social, julio 2018.
- Rubin LG, Levin MJ, Ljungman P, Davies EG, Avery R, Tomblyn M, *et al.* 2013 IDSA clinical practice guideline for vaccination of the immunocompromised host. *Clin Infect Dis.* 2014 Feb 1;58(3):e44–100. doi: 10.1093/cid/cit684.

258. ¿Debemos retrasar el inicio de un tratamiento inmunosupresor para poder inmunizar con vacunas atenuadas a nuestro paciente?

En general no debemos retrasar el inicio del tratamiento para poder inmunizar con vacunas atenuadas a nuestro paciente ya que el balance riesgo/beneficio se inclina a favor del tratamiento para el control de su enfermedad.

No obstante, se debe valorar cuidadosamente el balance riesgo/beneficio por el profesional sanitario junto al paciente en función de la epidemiología de la enfermedad, los riesgos específicos del paciente y la evolución de la propia enfermedad.

Referencias

- Otero-Romero S, Rodríguez-García J, Vilella A, Ara JR, Brieva L, Calles C, *et al.* Recommendations for vaccination in patients with multiple sclerosis who are eligible for immunosuppressive therapies: Spanish consensus statement. *Neurologia.* 2021;36(1):50-60. English, Spanish. doi: 10.1016/j.nrl.2020.02.006. Epub 2020 Jun 17. PMID: 32561334.
- Grupo de trabajo vacunación en población adulta y grupos de riesgo de la Ponencia de Programa y Registro de Vacunaciones. Vacunación en grupos de riesgo de todas las edades y en determinadas situaciones. Comisión de Salud Pública del Consejo Interterritorial del Sistema Nacional de Salud. Ministerio de Sanidad, Consumo y Bienestar Social, julio 2018.
- Rubin LG, Levin MJ, Ljungman P, Davies EG, Avery R, Tomblyn M, *et al.* 2013 IDSA clinical practice guideline for vaccination of the immunocompromised host. *Clin Infect Dis.* 2014 Feb 1;58(3):e44–100. doi: 10.1093/cid/cit684.

9.13 Vacunas frente al virus respiratorio sincitial (VRS)

259. ¿Cómo se transmite el virus respiratorio sincitial y por qué es tan importante su control?

El virus respiratorio sincitial es un virus respiratorio estacional que circula fundamentalmente durante los meses de octubre a abril. Su reservorio es el ser humano. Se transmite fundamentalmente entre personas por exposición a secreciones respiratorias infectadas. La vía de transmisión predominante es por gotas respiratorias de gran tamaño (> 5 µm) generadas al hablar, toser o estornudar, que alcanzan las mucosas nasales, orales u oculares de un huésped susceptible. También puede propagarse por contacto directo con secreciones respiratorias o de forma indirecta a través de superficies contaminadas, ya que el virus puede sobrevivir durante varias horas en objetos y en las manos.

El periodo de incubación es de aproximadamente 3 a 6 días y la eliminación viral suele prolongarse entre 3 y 8 días tras el inicio de los síntomas. En personas inmunocomprometidas o de edad avanzada, el virus puede eliminarse durante más tiempo, lo que prolonga el riesgo de transmisión, especialmente en el entorno hospitalario.

Esta elevada capacidad de contagio, junto con la supervivencia ambiental del virus, explica por qué el VRS origina brotes intrahospitalarios difíciles de controlar, especialmente en unidades con pacientes vulnerables. El cumplimiento estricto de las precauciones de transmisión por gotas y contacto, la higiene de manos y la limpieza del entorno son medidas esenciales para interrumpir su diseminación.

El control del VRS es de gran importancia porque en personas mayores o inmunocomprometidas puede causar neumonía grave, insuficiencia respiratoria e incluso mortalidad elevada. Además, la infección no confiere inmunidad duradera, lo que favorece la aparición de reinfecciones recurrentes a lo largo de la vida.

Referencias

- CDC. Respiratory Syncytial Virus Infection (RSV). 2025 [fecha de consulta: 11 de noviembre de 2025]. Respiratory Syncytial Virus (RSV). Disponible en: https://www.cdc.gov/rsv/index.html
- Respiratory syncytial virus (RSV) [Internet]. [fecha de consulta: 11 de noviembre de 2025]. Disponible en: https://www.who.int/news-room/fact-sheets/detail/respiratory-syncytial-virus-(rsv)
- Grupo de Trabajo vacunación frente VRS en población adulta de la Ponencia de Programa y Registro de Vacunaciones. Evaluación de la vacunación frente a VRS en población adulta. Comisión de Salud Pública del Consejo Interterritorial del Sistema Nacional de Salud. Ministerio de Sanidad, noviembre 2024.
- Falsey AR, Hennessey PA, Formica MA, Cox C, Walsh EE. Respiratory syncytial virus infection in elderly and high-risk adults. *N Engl J Med.* 2005 Apr 28;352(17):1749-59. doi: 10.1056/NEJMoa043951. PMID: 15858184.

260. ¿Por qué el virus respiratorio sincitial (VRS) no es solo una enfermedad infantil?

Aunque el VRS es la principal causa de bronquiolitis en lactantes, en los últimos años se ha reconocido su importancia creciente en la población adulta, especialmente en mayores de 60 años y personas inmunocomprometidas.

En los adultos sanos, el VRS suele producir síntomas leves similares a un resfriado común, pero en personas con enfermedades crónicas, como EPOC, insuficiencia cardíaca, diabetes, etc., y en quienes presentan una respuesta inmunitaria debilitada, puede evolucionar a infecciones de vías respiratorias bajas, bronquitis o neumonía. En estos grupos, la infección por VRS puede tener una gravedad comparable a la gripe estacional y con frecuencia requiere hospitalización o puede incluso llegar a comprometer la vida del paciente.

Además, la infección por VRS no genera inmunidad duradera, lo que permite reinfecciones repetidas a lo largo de la vida. Estas reinfecciones, aunque suelen ser más leves que la infección inicial, contribuyen a la circulación continua del virus en la comunidad y facilitan su introducción en entornos sanitarios o residenciales.

Referencias

- Grupo de Trabajo vacunación frente VRS en población adulta de la Ponencia de Programa y Registro de Vacunaciones. Evaluación de la vacunación frente a VRS en población adulta. Comisión de Salud Pública del Consejo Interterritorial del Sistema Nacional de Salud. Ministerio de Sanidad, noviembre 2024
- CDC. Respiratory Syncytial Virus Infection (RSV). 2025 [fecha de consulta: 11 de noviembre de 2025]. Respiratory Syncytial Virus (RSV). Disponible en: https://www.cdc.gov/rsv/index.html
- Savic M, *et al. Respiratory syncytial virus disease burden in adults aged 60 years and older in high-income countries: A systematic literature review and meta-analysis. Influenza* Other Respir Viruses. 2023 Jan; 17(1):e13031
- Branche AR, Saiman L, Walsh EE, Falsey AR, Sieling WD, Greendyke W, Peterson DR, Vargas CY, Phillips M, Finelli L. Incidence of Respiratory Syncytial Virus Infection Among Hospitalized Adults, 2017-2020. *Clin Infect Dis.* 2022 Mar 23;74(6):1004-1011. doi: 10.1093/cid/ciab595. PMID: 34244735
- McLaughlin JM, Khan F, Begier E, Swerdlow DL, Jodar L, Falsey AR. Rates of Medically Attended RSV Among US Adults: A Systematic Review and Meta-analysis. *Open Forum Infect Dis.* 2022 Jun 17;9(7):ofac300. doi: 10.1093/ofid/ofac300. PMID: 35873302; PMCID: PMC9301578.
- Njue A, Nuabor W, Lyall M, Margulis A, Mauskopf J, Curcio D, Kurosky S, Gessner BD, Begier E. Systematic Literature Review of Risk Factors for Poor Outcomes Among Adults With Respiratory Syncytial Virus Infection in High-Income Countries. *Open Forum Infect Dis.* 2023 Oct 20; 10(11):ofad513. doi: 10.1093/ofid/ofad513. PMID: 38033988; PMCID: PMC10686344.

- Heppe-Montero M. *et al.* Impact of Respiratory Syncytial Virus and Influenza Virus Infection in the Adult Population in Spain between 2012 and 2020. *Int J Environ Res Public Health*. 2022 Nov 9; 19(22): 14680. doi: 10.3390/ijerph192214680.

261. ¿Por qué algunas personas tienen más riesgo de padecer una enfermedad grave por el VRS?

El riesgo de progresar a una enfermedad del tracto respiratorio inferior grave, como bronquitis o neumonía, y sufrir complicaciones o mortalidad por el VRS se concentra en personas con una capacidad inmunitaria comprometida o una reserva funcional orgánica limitada.

Los principales factores de riesgo son:

- Edad avanzada (inmunosenescencia): la mayor tasa de mortalidad ocurre en personas de 60 años o más. Las complicaciones son más frecuentes a partir de los 75 años. Esto se debe, en parte, a la inmunosenescencia, que se asocia a una disminución en la función de las células T citotóxicas (CD8+), limitando la eliminación viral. El riesgo también se eleva significativamente en personas institucionalizadas, con una frecuencia de enfermedad grave 5 a 6 veces superior.
- Inmunosupresión: compromete la respuesta inmunitaria adaptativa, crucial para controlar la infección. Afecta particularmente la función de las células T CD8+ citotóxicas, responsables de la eliminación directa de las células infectadas, y puede limitar la eficacia de las células T CD4+ en la generación de anticuerpos, aumentando así el riesgo de enfermedad grave y complicaciones. El grupo de mayor riesgo son los pacientes con inmunosupresión moderada a grave (por ejemplo, cáncer hematológico o de órgano sólido en tratamiento, VIH avanzado) y, especialmente, los pacientes trasplantados.
- Comorbilidades: el VRS es una causa importante de exacerbación de enfermedades crónicas. Las condiciones que aumentan el riesgo incluyen enfermedad cardíaca crónica (por ejemplo, insuficiencia cardíaca congestiva), enfermedad pulmonar crónica (por ejemplo, EPOC o asma), enfermedad renal crónica avanzada, diabetes *mellitus* (con lesión en órgano diana), etc.

En estas poblaciones vulnerables, la infección compromete el pronóstico y puede llevar a complicaciones como la sobreinfección bacteriana y a mayores tasas de hospitalización o incluso a un desenlace fatal.

Referencias

- Grupo de Trabajo vacunación frente VRS en población adulta de la Ponencia de Programa y Registro de Vacunaciones. Evaluación de la vacunación frente a VRS en población adulta. Comisión de Salud Pública del Consejo Interterritorial del Sistema Nacional de Salud. Ministerio de Sanidad, noviembre 2024
- Cherukuri A, Patton K, Gasser RA Jr, Zuo F, Woo J, Esser MT, Tang RS. Adults 65 years old and older have reduced numbers of functional memory T cells to respiratory syncytial virus fusion protein. *Clin Vaccine Immunol.* 2013 Feb;20(2):239-47. doi: 10.1128/CVI.00580-12. Epub 2012 Dec 12. PMID: 23239796; PMCID: PMC3571266.
- McLaughlin JM, Khan F, Begier E, Swerdlow DL, Jodar L, Falsey AR. Rates of Medically Attended RSV Among US Adults: A Systematic Review and Meta-analysis. *Open Forum Infect Dis.* 2022 Jun 17;9(7):ofac300. doi: 10.1093/ofid/ofac300. PMID: 35873302; PMCID: PMC9301578.
- Njue A, Nuabor W, Lyall M, Margulis A, Mauskopf J, Curcio D, Kurosky S, Gessner BD, Begier E. Systematic Literature Review of Risk Factors for Poor Outcomes Among Adults With Respiratory Syncytial Virus Infection in High-Income Countries. *Open Forum Infect Dis.* 2023 Oct 20;10(11):ofad513. doi: 10.1093/ofid/ofad513. PMID: 38033988; PMCID: PMC10686344.
- Stephens LM, Varga SM. Considerations for a Respiratory Syncytial Virus Vaccine Targeting an Elderly Population. Vaccines (Basel). 2021 Jun 9;9(6):624. doi: 10.3390/vaccines9060624. PMID: 34207770; PMCID: PMC8228432.
- Talbot, H. Keipp MD, MPH*; Belongia, Edward A. MD†; Walsh, Edward E. MD‡; Schaffner, William MD*. Respiratory Syncytial Virus in Older Adults: A Hidden Annual Epidemic. Infectious Diseases in Clinical Practice 24(6):p 295-302, November 2016. | DOI: 10.1097/IPC.0000000000000455

262. ¿Cómo actúan las vacunas frente a VRS?

El antígeno común a todas las vacunas es la proteína F del virus estabilizada en su forma de prefusión. Esta proteína estabilizada en esta conformación ha sido identificada como la forma más inmunogénica capaz de generar anticuerpos efectores de forma más potente que otras proteínas o la conformación de esta misma proteína en forma de fusión.

Referencias

- Ficha técnica AREXVY®. [fecha de consulta: 12 de noviembre de 2025] [Disponible: https://cima.aemps.es/cima/dochtml/ft/1231740001/FT_1231740001.html]
- Ficha técnica ABRYSVO®. [fecha de consulta: 12 de noviembre de 2025] Disponible: [https://cima.aemps.es/cima/dochtml/ft/1231752001/FT_1231752001.html]
- Ficha técnica mRESVIA®. [fecha de consulta: 12 de noviembre de 2025] [Disponible: https://cima.aemps.es/cima/dochtml/ft/1241849001/FT_1241849001.html]

263. ¿Qué tipos de vacunas hay y qué diferencias existen entre ellas?

Actualmente hay autorizadas en Europa y en España tres vacunas para prevención de infección por VRS. Las tres vacunas basan su mecanismo de acción en esta proteína F en su conformación de prefusión.

a) mRESVIA® (Moderna): está compuesta por ARNm con una envoltura lipídica. Actúa codificando por nuestras propias células la síntesis la glicoproteína F del VRS-A estabilizada en la conformación de prefusión, (no comercializada en España).

b) Abrysvo® (Pfizer): contiene la proteína F de los subtipos A y B del virus estabilizada en su forma de prefusión.

c) Arexvy® (GSK): otra de las vacunas contiene la proteína F del subtipo A estabilizada en su forma de prefusión y adyubada con $AS01_{E}$, un adyuvante parecido al utilizado en otras vacunas como la de subunidades del herpes zoster. Esta vacuna ha demostrado buena reactividad cruzada frente a los dos subtipos del virus.

Las diferencias entre las vacunas se muestran en la tabla:

	Arexvy® (GSK)	Abrysvo® (Pfizer)	mRESVIA® (Moderna)
Tecnología	Recombinante y adyuvada	Bivalente y recombinante	ARNm
Composición	Glicoproteína F del VRS-A estabilizada en la conformación de prefusión adyuvada con AS01	Antígeno glicoproteína F del VRS-A y VRS-B estabilizada en la conformación de prefusión	ARNm encapsulado en nanopartículas lipídicas que codifica la glicoproteína F del VRS-A estabilizada en la conformación de prefusión
Indicación	Adultos ≥ 60 años	Adultos ≥ 18 años	Adultos ≥ 60 años
	Adultos > 50 a 59 años con mayor riesgo de contraer VRS	Embarazadas entre la semana 24-36 de gestación	
Pauta	Una sola dosis		
Indicada en la Embarazada	No	Sí	No
Vía, lugar de administración	0,5 mL inyección intramuscular (deltoides)		
Disponibilidad en farmacia	Sí	Sí	No

Referencias

- Agencia Española del Medicamento y Producto Sanitario (AEMPS). Vacunas de uso humano autorizadas en España. [Fecha de consulta: 12 de noviembre de 2025] [Disponible: https://cima.aemps.es/cima/publico/lista.html]
- Ficha técnica AREXVY®. [Fecha de consulta: 12 de noviembre de 2025] [Disponible: https://cima.aemps.es/cima/dochtml/ft/1231740001/FT_1231740001.html]
- Ficha técnica ABRYSVO®. [Fecha de consulta: 12 de noviembre de 2025] [Disponible: [https://cima.aemps.es/cima/dochtml/ft/1231752001/FT_1231752001.html]
- Ficha técnica mRESVIA®. [Fecha de consulta: 12 de noviembre de 2025] [Disponible: https://cima.aemps.es/cima/dochtml/ft/1241849001/FT_1241849001.html]

264. ¿Tenemos disponibles estas vacunas en la farmacia?

Actualmente se pueden adquirir dos de estas vacunas en farmacia. Arexvy® (GSK) y Abrysvo® (Pfizer). Estas vacunas están sujetas a prescripción médica con receta y su uso debe ajustarse a las indicaciones autorizadas en ficha técnica. La vacuna mRESVIA® (Moderna) está autorizada en nuestro país desde septiembre de 2024, pero no está comercializada por lo que no puede adquirirse en oficinas de farmacia actualmente.

Referencias

- Agencia Española del Medicamento y Producto Sanitario (AEMPS). Vacunas de uso humano autorizadas en España. [Fecha de consulta: 12 de noviembre 2025] [Disponible: https://cima.aemps.es/cima/publico/lista.html]
- Ficha técnica AREXVY®. [Fecha de consulta: 12 de noviembre 2025] [Disponible: https://cima.aemps.es/cima/dochtml/ft/1231740001/FT_1231740001.html]
- Ficha técnica ABRYSVO®. [Fecha de consulta: 12 de noviembre 2025] [Disponible: https://cima.aemps.es/cima/dochtml/ft/1231752001/FT_1231752001.html]
- Ficha técnica mRESVIA®. [Fecha de consulta: 12 de noviembre 2025] [Disponible: https://cima.aemps.es/cima/dochtml/ft/1241849001/FT_1241849001.html]

265. ¿Cuál es la pauta de vacunación frente a VRS? ¿Existe una pauta diferente para el paciente inmunocomproetido?

La pauta de vacunación actual con cualquiera de las tres vacunas autorizadas es de una sola dosis, de 0,5 ml, administrada en músculo, preferiblemente en deltoides para el paciente adulto.

No hay una pauta diferente para aplicar al paciente inmunocomprometido.

No está establecido que se deban administrar dosis de recuerdo en el futuro.

Referencias

- Grupo de Trabajo vacunación frente VRS en población adulta de la Ponencia de Programa y Registro de Vacunaciones. Evaluación de la vacunación frente a VRS en población adulta. Comisión de Salud Pública del Consejo Interterritorial del Sistema Nacional de Salud. Ministerio de Sanidad, noviembre 2024.

- Ficha técnica AREXVY®. [Fecha de consulta: 12 de noviembre de 2025] [Disponible: https://cima.aemps.es/cima/dochtml/ft/1231740001/FT_1231740001.html]
- Ficha técnica ABRYSVO®. [Fecha de consulta: 12 de noviembre de 2025] [Disponible: [https://cima.aemps.es/cima/dochtml/ft/1231752001/FT_1231752001.html]
- Ficha técnica mRESVIA®. [Fecha de consulta: 12 de noviembre de 2025] [Disponible: https://cima.aemps.es/cima/dochtml/ft/1241849001/FT_1241849001.html]

266. ¿Se puede administrar la vacuna frente a VRS con otras vacunas?

Sí. La vacuna frente al VRS puede administrarse en la misma visita que otras vacunas indicadas en adultos, como la vacuna de la gripe, la del COVID-19 o la del herpes zóster, siempre que se apliquen en zonas anatómicas distintas.

Los estudios disponibles muestran que la coadministración es segura, aunque puede aumentar ligeramente la frecuencia de efectos locales leves (dolor o enrojecimiento en el punto de inyección) o síntomas generales transitorios, como malestar o febrícula.

La decisión de administrar varias vacunas a la vez debe individualizarse. En general la coadministración puede ser ventajosa para evitar visitas repetidas y mejorar la adherencia y cobertura vacunal. Sin embargo, si existe fragilidad o antecedentes de reacciones intensas, puede ser preferible espaciar las dosis unas semanas. Dado que la circulación del VRS coincide con la de la gripe estacional, suele ser eficiente y práctico administrarlas conjuntamente durante las campañas de otoño-invierno.

Referencias

- Centers for Disease Control and Prevention. Respiratory Syncytial Virus (RSV) Vaccination: Guidance for Older Adults. Atlanta: CDC; 2024. Disponible en: https://www.cdc.gov/rsv/hcp/vaccine-clinical-guidance/adults.html
- Centro de Información de Medicamentos de la Agencia Española de Medicamentos y Productos Sanitarios (CIMA-AEMPS). Ficha Técnica de ABRYSVO®

polvo y disolvente solución inyectable. AEMPS. Abril 2025. Disponible en: https://cima.aemps.es/cima/dochtml/ft/1231752001/FT_1231752001.html

- Centro de Información de Medicamentos de la Agencia Española de Medicamentos y Productos Sanitarios (CIMA-AEMPS). Ficha Técnica de AREXVY® polvo y suspensión para solución inyectable. AEMPS. Junio 2023. Disponible en: https://cima.aemps.es/cima/dochtml/ft/1231740001/FT_1231740001.html
- Centro de Información de Medicamentos de la Agencia Española de Medicamentos y Productos Sanitarios (CIMA-AEMPS). Ficha Técnica de mRESVIA® dispersión inyectable. AEMPS. Agosto 2024. Disponible en: https://cima.aemps.es/cima/dochtml/ft/1241849001/FT_1241849001.html
- Centers for Disease Control and Prevention (CDC). Advisory Committee on Immunization Practices (ACIP) Presentation Slides. June 26-28, 2024 Meeting. Disponible en: https://www.cdc.gov/acip/meetings/presentation-slides-june-26-28-2024.html
- Izikson R, *et al.* Safety and immunogenicity of concomitant administration of RSV and seasonal influenza vaccines in adults ≥60 years. *Vaccine.* 2023;41(36):5271–5279.
- Goswami J, *et al.* Safety and immunogenicity of mRNA-1345 RSV vaccine coadministered with an influenza or COVID-19 vaccine in adults aged 50 years or older: an observer-blinded, placebo-controlled, randomised, phase 3 trial. *Lancet Infect Dis.* 2025 Apr;25(4):411-423. doi: 10.1016/S1473-3099(24)00589-9. Epub 2024 Nov 25. PMID: 39608389.

[INFORMACIÓN SOBRE LA RESPONSABILIDAD SOCIAL CORPORATIVA DE AMAZING BOOKS]

https://amazingbooks.es/editorial-ecosostenible

Responsabilidad Social Corporativa: para la edición de nuestras publicaciones se ha utilizado papel libre de cloro de acuerdo con los criterios medioambientales para el tratamiento de papel de forma sostenible, Amazing Books publica sus libros promoviendo la excelencia medioambiental y utilizando procesos que sean eco sostenibles respetando el medio ambiente. Amazing Books adquiere el compromiso de reciclar el stock sobrante de todas las ediciones que publica.

Compromiso de
reciclaje